诊余撰英

郑敏临床经验录

郑 敏 编著

海峡出版发行集团　福建科学技术出版社

图书在版编目（CIP）数据

诊余撰英：郑敏临床经验录 / 郑敏编著. --福州：福建科学技术出版社，2024.8. --ISBN 978-7-5335-7317-1

Ⅰ. R249.7

中国国家版本馆CIP数据核字第2024ET3995号

出 版 人	郭　武
责任编辑	郑琳娜
编辑助理	陈艳洁
装帧设计	余景雯
责任校对	蔡雪梅

诊余撰英 ——郑敏临床经验录

编　　著	郑　敏
出版发行	福建科学技术出版社
社　　址	福州市东水路76号（邮编350001）
网　　址	www.fjstp.com
经　　销	福建新华发行（集团）有限责任公司
印　　刷	福州星森印务有限公司
开　　本	700毫米×1000毫米　1/16
印　　张	7.75
字　　数	96千字
版　　次	2024年8月第1版
印　　次	2024年8月第1次印刷
书　　号	ISBN 978-7-5335-7317-1
定　　价	48.00元

书中如有印装质量问题，可直接向本社调换。
版权所有，翻印必究。

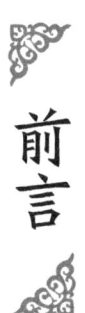

前言

从医五十余载,余怀揣悬壶济世之念想,于临证精益求精,救死扶伤,用心守护一方百姓安康;治学上勤于钻研,守正创新,启古纳新。杏林耕耘五十秋,妙手仁心起沉疴,回望五十余载医路,不禁有时光恍如白驹过隙之感。遂将诊疗思辨、临证医案,以及中医药科普文章梳理分类,撰录成书,与诸君共勉,也谨以此书回顾此生从医路。

本书分为5个章节,即诊疗思辨、趣谈中药、闲话养生、临证医案和品读名家,从理法方药到健康科普,从辨证诊断到立法遣方,由浅入深、由简到繁,围绕"三因制宜",结合福州地理位置、水土气候及乡土人群的体质特点,提出具有当地特色的诊疗思路、辨证方法及养生防病理念等。

余擅治脾胃系病证,对妇科、肾系病证等亦颇具见解,在临床上注重中医整体观和对因治疗的原则,注重调整人体脏腑气血和整体功能,应用多靶点治疗的方法，降低并发症发生率，改善或治愈疾病，这在临证医案篇、品读名家篇中多有体现。

除此之外，余早年师从连江县医院名老中医孙宜尧，承蒙孙老厚爱，倾囊相授。余受恩师启迪颇深，故整理了恩师的部分特色医案和诊疗经验，融入个人浅析，这些无不体现了对恩师理念的继承和发展。

谨以此书献给热爱中医药、奋斗在中医药医疗事业战线上的同仁们，期待大家继续秉承医者仁心的信念，博极医源，精勤不倦，竭尽全力，为患者解除病痛。

在成书过程中，承蒙连江县中医院郑安平院长、林靓医师及诸位同仁的鼎力相助，在此一并致谢！鉴于水平有限，错漏之处，在所难免，敬请各位同仁批评指正！

2024 年 4 月

目录

第一章 诊疗思辨 1

第一节　治有常法变法，辨证存乎一心 1

第二节　从"胡庸医乱用虎狼药"谈中医治病"因人制宜"...3

第三节　从黛玉之死谈"回光返照" 4

第四节　"以通为补"话六腑 5

第五节　神秘的"少阴伤寒" 6

第六节　重视补肾，抗衰延年 8

第七节　不育与男性"更年期综合征" 9

第八节　癃闭（前列腺肥大）临证治验 11

第九节　"胎前宜清"与"胎产三禁" 13

第十节　活血祛瘀法在妇科的运用 16

第十一节　小儿疾病调脾胃 19

第十二节 "痰迷心窍"从何治 21
第十三节 寒凉之药不可妄投 22
第十四节 面神经炎中医论治 23

第二章
趣谈中药　24

第一节 "神水"芒硝 24
第二节 利水明目话车前 25
第三节 闲话百合 26
第四节 夏季话蚱蝉 27
第五节 逐水消肿话商陆 28
第六节 药中良将话大黄 29
第七节 一味黄芩救时珍 29
第八节 功同人参说仙茅 30
第九节 从献方得官谈荜茇 31
第十节 重用苦参疗不寐 32
第十一节 千杯不醉枳椇子 33
第十二节 祛湿软坚威灵仙，补肾壮阳淫羊藿 34
第十三节 益气补血话龙眼 35
第十四节 药食皆宜鼠曲草 36
第十五节 小暑黄鳝赛人参 37

第三章
闲话养生　38

第一节 话说"春夏养阳，秋冬养阴" 38
第二节 盛夏话"暑" 40

第三节　金风起时话"秋燥" 41

第四节　严冬时节慎防寒 42

第五节　端午节话"蛇" 43

第六节　恼人的夏季皮炎 44

第四章
临证医案　　　　　　　　　　　　　　　　45

第一节　紫癜性肾炎 45

第二节　癃闭 49

第三节　尿浊 53

第四节　阴痛 54

第五节　痔血 56

第六节　房事两感 57

第七节　阳痿 60

第八节　痛经 63

第九节　闭经 67

第十节　不孕 70

第十一节　产后外感 72

第十二节　产后恶露不绝 73

第十三节　产后血晕 74

第十四节　癥瘕 75

第十五节　胃脘痛 77

第十六节　慢性泄泻 79

第十七节　痢疾 82

第十八节　呃逆 82

第十九节　癫病 84

第二十节　虚劳 85

第五章 品读名家 ... 88

第一节 浅谈张锡纯中风治验 ... 88
第二节 张聿青治喘经验初探 ... 92
第三节 孙宜尧特色疗法 ... 95
第四节 孙宜尧特色医案 ... 96

第一章
诊疗思辨

第一节　治有常法变法，辨证存乎一心

治有常法变法。常法即"寒者热之""热者寒之""虚者补之""实者泻之"之类。变法有"热因热用""寒因寒用""通因通用""塞因塞用"，以及由此派生而来的"逆流挽舟""甘温除热""提壶揭盖""导龙入海"等法。无论常法变法，均以辨证论治为准绳。

医者临证，贵在知常达变。知常，才能掌握疾病的正常规律，使治法有规可循；达变，才能透过疾病的假象，使治法切中肯綮。基于此，特选"逆流挽舟""甘温除热""提壶揭盖""导龙入海"四种变法的临床应用逐一介绍，管窥之见，略陈如下。

一、逆流挽舟

逆流挽舟作用机制可概括为邪本由表陷里，可使邪由里出表。喻昌洞察外托奥义，注重使邪出表而愈。喻氏云："外感三气之热而成下痢，其必从外而出之，以故下痢必从汗，先解其外，后调其内，首用辛凉以解其表，次用苦寒以清其里……虽百日之远，仍用逆流挽舟之法，引其邪而出之于外，

则死证可活,危证可安,经治千人,成效历历可纪。"又云:"盖借人参之大力,而后能逆挽之耳。"

二、甘温除热

发热一证多治热以寒,然也有用甘温益气等温热药来治疗气虚发热的,即"甘温除热"。

"甘温除热"是脾胃大家李东垣根据《黄帝内经》"阳气者,烦劳则张""虚则补之""劳则温之""陷则举之"的论点,结合自己的临床体会而创立的治疗气虚发热的疗法。

李东垣认为,脾胃气虚,阳气下陷阴中,阴火上乘则发热。他说:"火与元气不两立,一胜则一负。"在治疗上要解决升阳与泻火的矛盾,首先应益元气,元气旺则阳气升、阴火降,所以"甘温能除大热"。

应用"甘温除热"的关键,在于辨明是"脾胃气虚发热"还是"外感有余发热"。倘气虚发热而滥用攻邪,难免有弊;倘外感有余而用益气,反致闭门留寇。为此,李氏强调:"内伤脾胃,乃伤其气,外感风寒,乃伤其形;伤其外为有余,有余者泻之,伤其内为不足,不足者补之。内伤不足之病,苟误认作外感有余之病,而反泻之,则虚其虚也。"

郑某,其母临褥血崩,发热烦躁,昏不识人。医者取芭蕉叶为席降温,西医以输液、肌内注射(药物不详)治疗无效。后延一老医诊视,处方仅黄芪、当归两味。服2剂,热退神清。郑某亦颇知医理,记之周详,因亲口对余言之,信其不谬。

郑某之母的发热,显为气虚发热之典型。盖大出血后气随血散,清阳随之下陷,阴火随之上升,当此之时,非甘温益气之剂不足以解燃眉之急。这位老中医深谙此中奥妙,取当归补血汤之黄芪急补其气,力挽狂澜而收桴鼓之效。

三、提壶揭盖

"提壶揭盖",朱丹溪称之为"开上窍以通下窍",宣肺以达利水之目的,属"下病上治"范畴。膀胱气化不利,水液内停而为癃为闭。肺主肃降,为水之上源,肺气和则能通调水道。这种上闭下不通的病变,用"提壶揭盖"常可收意想不到的效果。

四、导龙入海

肾为水火之脏,元阴元阳互相依存。若肾阳亏损,则阳不维阴,阴失阳制。弱阳不能依附于阴,而阴盛格拒弱阳,可使虚阳浮越于外。此时当在大量滋养肝肾药中,酌加温阳之品以引火归元,金匮肾气丸即为此而设。方中肉桂、附子比例仅约为养阴药的2/25,意在生少火而不在补火。少生火,如春风吹拂,万物萌生,生机勃勃。

第二节 从"胡庸医乱用虎狼药"谈中医治病"因人制宜"

《红楼梦》第五十一回写道,晴雯欲唬麝月玩耍,"仗着素日比别人气壮,不畏寒冷,也不披衣,只穿着小袄……只见月光如水,忽然一阵微风,只觉侵肌透骨,不禁毛骨悚然"。回房后复为暖气一侵,一冷一暖,不觉连打了两个喷嚏,次日起来,竟"鼻塞声重、懒怠动弹"。宝玉忙叫人请大夫,不想这位胡庸医诊视之后断为"小伤寒",开了一剂疏散药,有紫苏、桔梗、防风、荆芥等,还有枳实、麻黄等虎狼之药,气得宝玉连骂该死,说"拿着女孩儿们也像我们一样的治,如何使得"。为什么女子患病,治疗要和男子不同呢?这还要从中医的"因人制宜"说起。

中医认为疾病的发生与性别、年龄、禀赋、体质、职业等密切相关,因而强调治病要"因人制宜",并把"因人制宜"作为辨证施治的一项重要内容。妇女有经带胎产等生理特点,有余于气,不足于血,以血为本,以肝为用,故辨证施治时常考虑"养血""疏肝""理气",剂量较男子为轻,而药物的选择也与男子不同。正因为如此,宝玉改请王太医为晴雯诊治,病症与前相仿,方中无枳实、麻黄等,反有当归、陈皮、白芍等,剂量较前也减了些。

至于年龄的影响就更为明显,不同年龄阶段,人的生理特点各不相同。小儿为稚阴稚阳之体,脏腑娇嫩,形气未充,但脏气清灵,易趋康复,用药宜清轻,不可峻猛攻伐。老年人诸脏腑阴阳渐衰,神魂魄意志渐损,用药时常应考虑养心、健脾、补肾、阴阳双调等。其他如禀赋、职业等,与治疗也有很大关系。素体脾胃虚寒者,应不忘温养脾胃;素体肝肾阴虚者,需兼顾滋养肝胃;至于素体湿盛者、素体火旺者等则应分别配以祛湿、清火;体力劳动者,形体壮盛,腠理致密,宜疏散重剂;脑力劳动者,形体薄弱,腠理疏松,宜疏散轻剂。正因为如此,古人有"山野民夫可与麻黄、桂枝,王孙公子只宜荆芥、紫苏"的说法。无怪乎宝玉看了王太医处方后对麝月道:"这才是女孩儿们的药,虽然疏散,也不可太过。旧年我病了,却是伤寒内里饮食停滞,他瞧了,还说我禁不起麻黄、石膏、枳实等虎狼药。我和你们一比,我就如那野坟圈子里长的几十年的一棵老杨树……连我都禁不起的药,你们如何禁得起。"宝玉的话,正体现了中医治病"因人制宜"的原则。

第三节 从黛玉之死谈"回光返照"

《红楼梦》第九十八回记载,黛玉白日已昏晕过去,却心头口中一丝微气不断。到了晚间,黛玉又缓过来了,微微睁开眼,似有要水要汤的光景。

此时李纨见黛玉略缓，知是回光返照。黛玉睁开眼，一手攥了紫鹃的手，使着劲说道："我是不中用的人了。你服侍我几年，我原指望我们两个总在一处。不想我……"说着，又喘了一会儿，黛玉又说道："妹妹，我这里并没亲人。我的身子是干净的，你好歹叫他们送我回去。"说到这里，又闭了眼不言语了……黛玉直声叫道："宝玉，宝玉，你好……"说到"好"字，便浑身冷汗。只见黛玉两眼一翻，呜呼！

黛玉这种临死前的神识转清、讨要汤水，还能条理清楚地交代后事的现象，医学上称作"回光返照"。

对于"回光返照"，现代医学研究认为，人在濒死时，体内激素分泌量剧增，人体各个器官的功能短暂亢奋，因而呈现病情缓解的假象。中医有"戴阳""虚阳外越"的说法，病情危笃、濒临死亡的患者突然精神转佳，言语不休、颧红如妆，这是阴阳格拒、阴不敛阳、虚阳外越、阴阳即将离决的表现，也叫"残灯复明"，即《黄帝内经》所言的"赤色出两颧，大如拇指者，病虽小愈，必卒死"。

可见，"回光返照"乃是人体器官在停止活动前的最后一刻出现的一过性振奋，犹如太阳刚落到地平线下时天空由于反射作用而出现的短暂发亮，亦如小油灯在油干灯火将灭的瞬间，灯火会在昏暗中一闪然后熄灭一样。

第四节 "以通为补"话六腑

"通法"是中医八法中的攻下法，与补虚扶正的补法本是对立的，但在六腑疾病中，通法用之得当，也能起补的作用。这就是中医学的六腑"以通为补"。

中医学把脏器划分为脏、腑两部分。脏指心、肝、脾、肺、肾等五脏，有生成和储藏精、气、血、津液等功能；腑指胆、胃、大肠、小肠、膀胱、三焦等六腑，能传导化物，并对食物的消化、吸收与排泄等一系列活动起到重要作用。由于六腑传化水谷，需要不断地受纳、消化、传导和排泄，胃实则肠空，肠实则胃空。虚实更替、泻而不藏，宜通不宜滞，所以古人有"六腑以通为用"的说法。六腑功能发生病变，只入不出，糟粕停于胃肠，便会出现脘腹痞闷疼痛、恶心呕吐、烦躁不安、食欲不振、大便秘结等症状，中医称为"阳明腑实证"。严重者甚至出现高热、谵妄、腹痛拒按、脉实等危象。倘若病情日久，影响气血生化还会导致"大实有羸状"，患者表现为倦怠乏力、肌肉消瘦、面色黧黑、脉沉而实。

晋代养生学家葛洪在《抱朴子》中说道："欲得长生，肠中当清；欲得不死，肠中无滓。"现代病理学研究也已证明大便通畅是保持健康的关键。倘若不能及时排空，大便停留于内，可因细菌繁殖和毒素吸收，诱发疾病；且大便长期压迫肠管还会导致直肠、结肠、盆腔血流障碍而引起病变。

衡量健康三要素：吃得快、排得快、睡得快。大便通畅尤为重要。许多急症如胆囊炎、胆石症、急性阑尾炎、胰腺炎、急性胃炎等，应用攻下法常可一泻而愈。一些体质虚弱、脘腹胀闷、纳差食少、大便秘结的患者也可通过泻下使食欲很快改善，体质逐渐增强。近年来，作为攻下主药的大黄，其抗衰延年的作用也日渐为人们所知。可见，通法虽为攻下，却含有"补"的意味，"去其所害，气血自生，借攻为补"。

第五节　神秘的"少阴伤寒"

据报道，某国特使出使中国香港，不幸患了一种神秘的疾病，在港求医两月有余无效。患者表现为疲乏、嗜卧、周身骨节酥软、疼痛难忍，求治于西医，用遍了先进的西药，均无效。后求诊于天津市某中医院，被诊为"少阴伤寒"，服中药1周，即获痊愈。

"少阴伤寒"是中医病名，俗称"挟色伤寒"。它源于《伤寒论》，又名"太少两感"或"伤寒两感"，指成年男女房事中因出汗后感受风寒所致的病证。

《伤寒论》是中医讨论外感疾患的一部经典著作。它把疾病分为"太阳、少阳、阳明、太阴、厥阴、少阴"六个阶段，即"六经"。其中太阳主表，太阳病为感受外邪的初始阶段；少阴属心肾，少阴病是伤寒六经病变中最为危重的阶段。一般情况，邪气侵犯少阴，要经由太阳或他经传入。只有在少阴肾经骤虚的情况下，复感风寒，寒邪才会直中少阴引发"少阴伤寒"。本病发作突然，常于房事后数小时或数天内发生，患者除有发热恶寒等外感症状外，还有倦怠嗜卧、周身酸软疼痛、脉细微欲绝等表现。部分患者还出现少腹或脐周拘急疼痛、阴部抽痛等症状、常被误诊为重感冒、急腹症、泌尿系统感染等。

张锡纯曾在《医学衷中参西录》中记述了这样一则"少阴伤寒"病案：夏令，一少年因午前恣食西瓜，食余复当窗酣睡，值东风骤起，天气忽变寒凉而冻醒，加之醒前梦中遗精，醒后即发寒战，伴腹痛且持续加重，脉细微若无。可见，遗精、手淫后感受风寒也可发病。究其原因，房事、遗精及手淫之后少阴肾经暴虚，此时外感之寒凉由太阳直透少阴而诱发本病。在治疗上可选用麻黄附子细辛汤，也可酌加熟地黄、山药、山茱萸等滋肾之品；腹痛明显者，可酌加干姜、丁香；若兼尿频、尿痛、阴部抽痛，可酌加木通。

夏季是"少阴伤寒"的好发季节。夏季炎热，人体腠理疏松，卫表不固，若房事出汗后不知保暖，一味贪图凉爽，可使寒邪直中少阴。更有得病后羞于启口者，欲掩盖病情，反延误诊治。因而夏日房事应注意避风保暖，汗后不可贪凉饮冷，患病后更应如实向医生叙述病因，以求得到正确的诊治，切莫讳疾忌医。

第六节 重视补肾，抗衰延年

人们腰痛往往会联想到肾虚，门诊也常遇到因腰痛而向医生索要补肾药物的患者，那么腰痛就是肾虚吗？

中医学认为，腰痛不外乎外因、内因两大类。外因多为坐卧冷湿之地、冒雨涉水、汗出当风、寒湿侵袭腰府；也有夏日贪凉露宿，感受湿热之邪；还有跌扑闪挫，经脉受损，气滞血瘀。内因则多为久病体虚、年老肾衰、身体禀赋薄弱、劳累过度或房劳伤肾而致肾精亏虚、腰府失养。内、外因之间，肾虚为本，外邪为标。风寒湿热等通过肾气虚而起作用，倘无肾虚存在，虽然感受了风寒湿热之邪亦不会出现腰痛。而跌扑损伤也与肾虚有密切的关系，因为肾虚之体，多伴气血不足、血行不畅，因而稍受外伤即易导致瘀血停留而发腰痛。

因此，中医治疗腰痛很注重补肾，然也必须分清标本缓急，并根据邪气的不同而采用不同的治法，不能一概补肾。风寒湿热瘀血等引起的腰痛，初起之时，应祛邪；寒湿者可用当归四逆汤散寒祛湿；湿热者可用二妙散清热祛湿；血瘀者则可用泽兰汤化瘀通络。由于病本为肾虚，所以还应酌加壮腰舒筋、通络止痛的牛膝、杜仲、桑寄生、续断、海风藤等，甚至可酌加地龙、土鳖虫等虫类祛风药以增强疗效。标症缓解，则可寻本治肾，可选用右归丸等巩固善后。至于肾虚腰痛，则应以补肾健腰为原则，可用虎潜丸、健腰补肾丸之类，且要坚持服用，方能巩固疗效。除了药物治疗外，肾虚腰痛，以及外邪侵袭所致之腰痛后期还应辅以食疗。民间常以杜仲、续断、枸杞子、桑寄生等炖猪腰子、猪脊骨、墨鱼干。已故名老中医秦伯未曾以猪腰子1对（洗净，勿切碎），炒杜仲30g，黄酒、盐各少许，水2碗，文火闷酥，分2次将猪腰子和汤服食，治肾虚腰痛，效果良好，值得效仿。

中医学认为，衰老有虚实之分。老年人的动脉硬化、高血压、冠状动脉粥样硬化性心脏病（以下简称冠心病）等，多属肝胆实热、肝火炽盛、痰瘀内停等实证范畴，不可滥用滋补。因为老年人虽然机体功能减退，需要滋补，但其体内新陈代谢的产物更要彻底排泄出去，两者应保持相对平衡。因此，进补人参、鹿茸、黄芪、枸杞子、多种维生素、各类蜂王浆等，以及鸡、鱼、肉、蛋等富含蛋白质的食物，须因人而异，不可笼统进补抗衰老。现代医学研究也证明：随着年龄增长，人体新陈代谢的残余废物越易沉积，这种丧失利用价值的废物堆积于体内，恰恰是衰老的基础。

抗衰延年，必须分清虚实。对于因实邪致虚衰的患者，只有祛邪，元气才能恢复，因而中医又有"以通为补""寓补于通"的说法。民间也有人定期服用大黄制剂而达抗衰延年之目的。山东阳谷县有一赵姓老中医，数十年来坚持每月服用大黄制剂1周以泻肠火积滞，七十五高龄仍耳聪目明，齿固骨坚，健康如常，确也是抗衰延年的有益经验。

第七节　不育与男性"更年期综合征"

凡育龄夫妇，同居1年且未采取避孕措施，由男方因素导致女方未能自然受孕，统称为不育，临床上包括性功能不全，如阳痿、早泄、不排精以及精液异常等。

中医治疗不育有较好的疗效。中医学认为不育的主要原因为肾虚，有肾阴虚、肾阳虚之别。一般来说，阳痿、早泄者常伴头晕目眩、腰膝酸软、精神萎靡、脉象沉细等症状，多属肾阳虚衰，宜补肾壮阳，可用五子衍宗丸等加减。临床上也有因湿热下注导致宗筋弛纵而致阳痿者，然较少见。正如古代医家所言："火衰者十居七八，火盛者仅有之耳。"

不射精通常只是功能性问题，与精神因素有关，此类患者行房时不排精，睡后却可排出，有阳虚、阴虚之别。阳虚者宜益精壮阳以提高其性高潮，可用淫羊藿、巴戟天等，配合菟丝子、熟地黄、牛膝、枸杞子、山茱萸等。至于阴虚火旺，阳强不倒者宜滋阴泻火，应以知柏地黄丸加减。

精液异常的原因较复杂，表现为①精液量少于2.5ml；②每毫升精子数少于6000万个，甚至无精子；③精子活动率低于40%，异形精子比例超过20%；④液化时间超过1h甚至更长，均可导致女子不孕。精子数少或精液液化时间超过1h，多为肾阴不足，应以滋养肾阴为主，可用左归丸或左归饮之类治疗；而精子活动度低的，多为肾阳不足，以温阳补气为主，常用右归丸、右归饮酌加人参、黄芪等治疗。

不育的原因虽然较为复杂，但多与精神因素有关。因此，患者应树立信心，保持乐观畅达的情绪，积极配合治疗，方可事半功倍。

一些男子在即将步入老年之际，出现易怒、急躁、不安、失眠、头痛、记忆力减退、精力不集中等表现；有些人甚至出现性格改变，如沉默孤僻、多疑善虑、喜怒无常；多数人还会有性功能下降的表现。这为男性"更年期综合征"，中医学认为其主要病因是肾气衰弱、心肝脾诸脏不足。

（1）肝肾阴虚证：症见头目眩晕、烦躁易怒、健忘多梦、五心烦热、潮热盗汗，治宜滋养肝肾，可用六味地黄丸。

（2）心肾不交证：症见心悸怔忡、多梦易惊、头晕耳鸣、咽干少津，治宜交通心肾，可选用天王补心丹。

（3）肝气郁结证：症见烦闷、敏感多疑、精神不畅、寐多、头晕目眩、口苦咽干，治宜疏肝理气，可选用逍遥丸。

（4）脾肾阳虚证：症见倦怠无力、情绪低落、形寒畏冷、纳呆食少、性欲减退、阳痿早泄，治宜温养脾肾，可选用还少丹。

除了药物治疗外，患者平日还应多进食滋肾壮阳的食物以增强性腺功能，如羊肉、羊肾、虾、淡菜、麻雀、胡桃、韭菜等；也可以选用滋肾壮阳的药物如肉苁蓉、杜仲、冬虫夏草、人参、刺五加等，以及配合以上食物制成的药膳，如羊肉苁蓉粥、苁蓉羊肉汤、水鸭虫草汤、杜仲煨羊肾等，时时食之，大有裨益。

第八节　癃闭（前列腺肥大）临证治验

现代医学认为，前列腺肥大的致病机制主要有两种。①内分泌激素平衡失调学说：内分泌激素平衡失调导致腺体增生，后尿道延长、弯曲受压，膀胱出口抬高，出现排尿困难，以及逐渐加重的下尿路梗阻、尿潴留，继发感染、结石、肿瘤，甚至肾衰竭。②动脉硬化学说：前列腺出现动脉硬化时，周围部分因血供障碍而萎缩，中心部分因血供代偿增多而肥大，故而影响膀胱对小便的控制，出现夜尿频数、小便不能自控或失禁甚至点滴不出。

中医学认为前列腺肥大属于癃闭的范畴。久病或劳伤肾精，或感外邪，或内外因素交织致三焦水液运化及气化失司而发癃闭。本病本虚标实，因虚致瘀，肾虚为关键，尿道梗阻为标实。癃闭与肺、脾、肾三脏密切相关。

肺失宣肃，不能通调水道下输膀胱；脾失健运，不能升清降浊，致湿热下注膀胱；肾阳虚衰，下焦气化失司，致开阖不利。中医学将癃闭分为以下几种证型：肺热气滞证、湿热下注证、中气不足证、肾阳衰微证等。

（1）肺热气滞证：症见小便不畅或点滴不通，咽干，烦渴欲饮，呼吸急促或有咳嗽，舌红，苔薄白，脉滑数。肺热内盛，失于肃降，治宜清泄肺热、行气利水，方选黄芩清肺饮加减。

（2）湿热下注证：症见小便量少，短赤灼热或点滴不通，口苦或口渴，不欲饮，或大便不畅，舌红，苔黄腻，脉滑数；若湿热久结下焦，灼伤肾阴，可见口干咽燥，潮热盗汗，五心烦热，舌红少苔或舌根部见黄腻苔。湿热壅积下焦，气化失调，治宜清利湿热、通利小便，方选八正散加减；若心烦不寐、口舌生疮，可合导赤散清泻心火；若口干咽燥、盗汗潮热，可合滋肾通关丸，酌加生地黄、牛膝、车前子；若大便不通、湿热瘀阻、下焦腑实，可化瘀散结、泻腑通关，酌加大黄。

（3）中气不足证：症见小便欲解不爽，少腹坠胀，神疲纳呆，气短懒言，舌淡，苔薄白，脉沉细弱，系脾气衰弱，中气下陷，治宜补气升提，方选补中益气汤加减。若兼瘀阻，见少腹急痛难忍，舌黯有瘀斑，脉涩，加琥珀、红花、桃仁、丹参。

（4）肾阳衰微证：症见小便不通，淋沥不畅，面色㿠白，神怯，腰膝冷而酸软，舌质淡，脉沉细尺弱，系肾阳不足，气化无力，治宜温补肾阳、行气利水，方选济生肾气丸加减。

临床上癃闭虽有虚实之别，但虚者十居七八，且以脾肺气虚多见。盖老年人，气血不足，升提无力，气陷于下，窍道不通，发为癃闭。《黄帝内经》云："中气不足，溲便为之变。"故治疗上应以升阳益气为主。但气虚或气滞，推动乏力，常致瘀阻尿道，故治疗上，尤其善后时，应不忘祛瘀以利尿。本方以补中益气汤为主方化裁，酌加通草、车前子，取升阳益气、通利水道之义。用牛膝者，因牛膝功可引经下行，既能活血祛瘀，又能通淋利水，药量宜大，一般以30g为宜。若肾阳不足可酌加淫羊藿、肉苁蓉，盖《神农本草经》尚有淫羊藿"利小便"之说，既补肾阳，又能利水，肉苁蓉温而不燥，功可温肾益精、助膀胱气化。若病延日久，长治不效，可加穿山甲以通络破血。《医学衷中参西录》有穿山甲"凡血凝血聚为病皆能开之"及"癥瘕积聚，疼痛麻痹，二便闭塞诸证，用药治不效者，皆可加山甲作向导"之说，验之临床，此言不虚。但穿山甲*须炮制、研细末冲服，其效方佳。

---

* 穿山甲于2020年被列为国家一级保护野生动物，不再被《中华人民共和国药典》收录，此处为保留经典配伍原貌仍予收录，临床可用其替代品入药，全书同此。

余临证,每每重视鉴别癃闭与慢性前列腺炎。

(1)症状:癃闭表现为尿频、尿闭;慢性前列腺炎表现为尿道灼痛、会阴及睾丸胀痛不适。

(2)年龄:癃闭多发生于50岁以上的老年人;慢性前列腺炎多发生于青壮年。

(3)直肠指检:癃闭可触及包块,中央沟变浅消失,触痛不明显;慢性前列腺炎腺体有明显增大,有明显触痛。

中药治疗癃闭效果颇佳,然必要时仍需配合手术治疗:①有进行性排尿困难、慢性尿潴留或残余尿超过60ml,非手术治疗无效者;②由于梗阻诱发膀胱憩室或结石,肾及输尿管积水者;③反复发作的泌尿系统感染及大出血者。

第九节 "胎前宜清"与"胎产三禁"

女子怀胎十月,一朝分娩,实属不易,需牢记"胎前宜清"与"胎产三禁"。

一、胎前宜清

"胎前宜清"是中医养胎的重要方法,即孕妇在妊娠期间应保持饮食清淡、营养丰富,忌吃辛辣、油腻食品及烟酒诸物,否则就会给婴儿留下"胎毒",致使婴儿易患痈疽疮毒及其他热毒性疾病。

身体状况乃至寿命,与先天禀赋密切相关,即中医学的"先天之本"。"先天之本"除与精子、卵子的质量及其所包含的遗传信息有关外,还与妊娠期间孕妇的饮食及保养密切相关。研究发现,每日吸烟10支以上的孕妇,她孩子的癌症发病率比不吸烟孕妇的孩子高50%。现代医学证明:如果孕妇吸烟,她产下的婴儿很可能发育不全或体重不足、体弱多病。

辛辣油腻食物及烟酒等，性温热且易留湿生痰，动火灼阴，长期食用必然导致母体湿盛火旺，势必累及胎儿，致胎儿体内火湿之毒内停，这就是所谓的"胎毒"。待孩子出生，痈、疽、疔、疖、疮毒、痘疹自然"纷至沓来"。元代医家王海藏主张"饮食宜清"，因为"热则耗气血而胎不安"。金元四大家之一的朱丹溪也有"胎前当以清热养血为主"的告诫。

纵观人之一生，胎儿期的发育将影响健康与寿命。为了孩子的未来，妊娠期间，孕妇应多进食蔬菜、水果、豆类食品及其他高蛋白质食物，避免烟酒及辛辣、炙炸、油腻食品，记住"饮食宜清"的古训，注意养胎。若出现胎漏或胎动不安，需要进行干预治疗。

先兆流产，即中医学所谓的"胎漏""胎动不安"，气虚血弱为本病的重要病因，先天不足、肾气衰弱是本病之根本。治疗上主张以固肾安胎为要务，余自拟寄生胶艾汤治之，多有奇效。本方重用桑寄生为君，合续断、菟丝子、杜仲、党参固肾益气安胎，阿胶、艾叶、熟地黄养血、温宫、止血。桑寄生一药多以强筋健骨、祛风除湿为世人所熟知，殊不知其补肾强腰固胎之力最强，且善止妊娠漏血不止，尤擅治滑胎，唯宜重用，须45g方妙。余曾以桑寄生45g，阿胶45g，艾叶15g治疗滑胎，桑寄生功善补肾安胎，阿胶养血止血，艾叶温宫散寒，三味同用，共奏奇效。偏寒者，可酌加补骨脂以助肾中之阳；偏热者，可酌加生地黄以滋肾中之阴；若兼胎火，可酌加黄芩以清胎热。

二、胎产三禁

中医学认为，妇人在妊娠期间，阴血聚而养胎，因而孕妇阴血偏虚。产创出血及临产用力，气血耗损，不可轻易应用发汗、泻下及利水中药，这种妊娠及产褥期的用药禁忌，即"胎产三禁"。

解表药虽可发汗解表，然发汗解表的同时难免耗气伤津，尤其是辛温解表药，如常用的麻黄、桂枝等，麻黄为发散重剂，具有发汗解表、利水平喘等功效。

孕妇或产妇外感风寒，多兼气虚、阴虚，若用麻黄，难免有虚虚之弊。桂枝，功可发汗、解肌、温经通阳，然也有辛温助热、伤阴动血之弊，故也不宜于胎前产后服用。

孕妇如有便秘，常借助泻下药，泻下药多有泻下导滞、破气行瘀之功。如大黄，泻下的同时还可破血祛瘀，妊娠初期及末期用之可引起强烈宫缩导致流产，产后用之可导致产后出血。其他峻下药如巴豆、芫花、牵牛子，药性猛烈且毒性极大，用之不慎，危及母婴性命。枳实、槟榔、芒硝等，可破气行滞、软坚散结，对胎儿不利，用之宜慎。即使是润下药如火麻仁、郁李仁之类，多服可致习惯性便秘，也应少用为妙。因此孕妇便秘，应多进食蔬菜、水果等含较多水分、纤维的食物以促进排便。

利尿药，多为苦寒通利之品，用之不当可耗阴伤津，甚至有些利尿药还能滑胎。如木通，一般人用之不当可造成肾衰竭，更何况孕妇。又如瞿麦，于利水之中又能通经破胎坠子。冬葵子滑胎，泽泻催生，故凡孕妇无水肿应慎用。

当然，"胎产三禁"讲述的只是孕妇、产妇用药的一般原则，中药药味繁多，功用各异，并非所有解表、利水、攻下的药物均不得使用。例如，解表药中的紫苏，既能发表散寒，又可行气安胎，尚能宽中止呕，孕妇用之有一举多得之妙；又如利水药中的茯苓、车前草、玉米须等，作用和缓，于胎孕并无多大妨碍。尝为热结阳明，大便秘结，只要严密观察，配伍周到，应用攻下药如大黄等亦无不可。

福建省闽东及江浙沿海一带，流行一种习俗：产妇即将分娩之时，家里人要到药铺里买"落地茶"，以备产妇分娩后服用。"落地茶"即中医妇科名方"生化汤"，顾名思义，指婴儿一落地就须服用，名"茶"，乃与"药"区别，以图吉利，亦含有产后皆可服用之意。民间流传，服了"落地茶"，便可减轻或免除产后腹痛，避免产后出血，并使乳汁通畅，母婴俱安。

生化汤出自《景岳全书》，由当归、川芎、桃仁、炮姜、炙甘草组成。当归、川芎行血、养血，桃仁活血化瘀，炮姜温经止痛，炙甘草调和诸药，全方共奏活血化瘀、温经止痛之功，治产后恶露不行、瘀血内阻、小腹疼痛等，确有化瘀血、生新血之功，因而得名"生化汤"。据报道，生化汤能减轻产后宫缩痛，促进残余胎盘排出，促进乳汁分泌。

生化汤虽是产后良方，但有一定的适用范围。生化汤由温热之药组成，适用于产后瘀血内停而又偏寒者。若为血热而有瘀滞，用之则如火上浇油，且方中桃仁乃破血祛瘀之品，用之不当，会使血下不止，所以血虚不行、瘀血内停而致腹痛者，不能服生化汤。临床上，误用生化汤导致产后大出血及其他变证的，并不乏见。何况产后情况千差万别，怎能用一张方子通治产后所有病变呢！因此，生化汤不能当成"落地茶"，不能不论有病无病，照服不误，而应在妇科医生的指导下正确服用。

第十节　活血祛瘀法在妇科的运用

活血祛瘀法是中医学治疗血瘀证的独特疗法，是祖国医学宝库中的珍贵遗产。活血祛瘀法源远流长，早在两千多年前，《黄帝内经》里就有瘀血理论的记载。《黄帝内经·素问》云："病久入深，荣卫之行涩，经络时疏，故不通。"又云："血实宜决之。"病久损伤营血，导致血行不畅、瘀血内阻，应使用活血祛瘀法来疏通经络、祛除瘀血。汉代张仲景继承了《黄帝内经》的理论，在《伤寒论》《金匮要略》中广泛采用活血祛瘀法治疗内科、妇科、外科疾病，提出了"蓄血""瘀血""干血"等概念和辨证施治大法，至今仍为临证的准绳。清代医家王清任、唐容川等总结了历代医家活血化瘀法的临床应用经验，如王清任的三逐瘀汤通治50多种病证。

活血祛瘀法在妇科应用范围广泛、疗效显著，是历代医家公认的事实。这与妇女生理、病理特点密切相关。古人认为"妇人以血为本"，且妇女之经、带、胎、产易伤于血，机体常处于血不足、气有余的病理状态。《黄帝内经》曰："妇人之生有余于气，不足于血，以其数脱血也。"由于阴血常不足，脉道不能正常充盈，自然易致血流不畅，这就是"充则实，少则涩"之理。血宜温，温则通，寒则凝，若感受寒邪就会出现瘀血阻滞。正如《黄帝内经》记载的"寒邪客于经脉之中则血涩，血涩则不通"，从而导致痛经、闭经、积聚、癥瘕等。若邪热与血互结，阻滞脉道，同样会引起闭经、痛经、癥瘕等瘀血内停的病变。湿为阴邪，其性黏滞，也会引起血分病变导致血流滞涩而变生痛经、闭经等。七情所伤，肝气郁结，血为气滞，血流不畅，均能导致瘀血内阻。《黄帝内经·素问》记载的"二阳之病发心脾，有不得隐曲，女子不月"，指的就是情志不遂、忧愁思虑、肝气郁结导致气滞血瘀而成闭经。

可见，由于妇女生理的特殊之处，其易受六淫七情的伤害，从而导致血流不畅、瘀血内阻等病变。《医学源流论》曰："妇人之疾，与男子无异，惟经期胎产之病不同，并多瘕之疾。其所以多瘕之故，亦以经带胎产之血，易于凝滞，故较之男子为多。"李梴也在《医学入门》中说："妇人以血为主……变证百出，不过血滞与枯而已。"寥寥数语，可谓切中其理。

明末清初名医傅青主总结前人经验，创立生化汤以生新化瘀，在他所列举的产后七十余症中，有二十余症都以生化汤化裁治疗，可见祛瘀疗法在产后诸病中的地位。李梴在《医学入门》中写道："须知产后百病，皆血虚火盛，瘀血妄行而已矣。间有内伤饮食，风寒，然亦必先逐瘀补虚为主。"又云："产后杂病与男子一同，但常兼补、兼逐瘀则病无不愈。"虽然产后多虚多瘀，常见瘀血内停又挟气血虚衰，但却不宜因虚而妄补，妄补则瘀停不行变生诸证，有闭门留寇之弊。

因此产后除留意虚外,更要留意瘀。严用和谓:"母生子讫,例服黑神散及芎归汤者,取其逐瘀血以生新血也。倘恶露不尽,停留胞络,生病多端。"傅青主也在"新产治法"中主张妇人产后"生化汤先连进二服。若胎前素弱妇人……不可拘帖数,服至病退乃止。"李梴也有产后"瘀消后方可行补"之说。例如,产后七日内慎用熟地黄、白芍,因熟地黄滋腻,白芍敛阴,伐伤生生之气,有阻瘀的副作用;瘀血未除,不可妄用人参、黄芪、白术,否则致瘀血冲心而死;产后有热,不得用黄芩、黄连、栀子、黄柏、升麻、柴胡,诸药苦寒,防凝血留瘀,这些都是着眼于"瘀"的临床经验之谈。

王清任曾将活血祛瘀法运用于安胎、保胎,治疗瘀血停滞、血不入胎胞、胎无血养导致的小产、滑胎。活血祛瘀法不是妊娠禁忌吗?为什么已有先兆流产症状,尚可用活血化瘀法呢?治病必求其本,瘀血内停而致血不养胎,其病根在于瘀血,若一味滋补,岂非养痈遗患!因此应去病根,忍痛剜疮,瘀血一去,胎元自安,非但无害反有益也,何伤之有?当代名医蒲辅周也认为瘀血内阻会影响胎孕,导致流产。

以活血祛瘀法治疗流产,并非始于王清任,早在《金匮要略》里张仲景就明确指出:"妇人宿有癥病,经断未及三月,而得漏下不止……所以血不止者,其癥不去故也,当下其癥,桂枝茯苓丸主之。"这就是用活血祛瘀法治疗胎漏(先兆流产)的范例。

临床上余虽少见此类病例,但胎动不安、胎漏兼有气血瘀阻的病例倒还见过,往往在辨证论治的基础上酌加丹参、延胡索、川芎、当归等,一般效果尚可,从而体会到活血祛瘀法在妇科应用的广泛。

临床上不管病情如何变化,只要我们牢牢把握病机,四诊合参,抓住瘀血内停的主要矛盾,再根据具体情况配合理气、疏肝、温经、散寒、清热凉血、扶正祛邪等,就能把活血祛瘀法应用得得心应手。反之,如执一家之言,或畏祛瘀伤正,或虑补正留邪而畏手畏脚,必贻误病机。

第十一节　小儿疾病调脾胃

除呼吸道疾病外，小儿最容易患的是厌食、积滞、呕吐、腹泻等。为什么小儿容易患这类疾病呢？这就要从小儿"脾常不足"说起。

中医学认为，脾胃为"后天之本"，接受和消化食物，吸收食物中的营养，并把营养输送至全身以濡养五脏六腑、四肢百骸，即"胃主受纳""脾主运化"。小儿脾胃尚未发育完善，功能不健全，且小儿年幼无知，不懂节制饮食，常有挑食、偏食等毛病，极易损伤脾胃。更有一些家长，不懂如何喂养小儿，或哺乳饮食无节，或溺爱纵容，使孩子养成偏食、爱吃零食的坏习惯，不能定时定量进餐，饥饱不均，脾胃受损。

小儿"脾常不足"，因此要注意保护小儿的脾胃功能，平时要合理安排好小儿的饮食。要让小儿养成定时定量进食的习惯。须知营养过度或过度进食补品非但无益，反而会导致小儿脾胃负担过重，功能紊乱。同时还要注意饮食卫生，食物要煮熟，切不可进食陈腐变质食物，特别是夏季，瓜果要洗净、削皮，西瓜、冷饮应有节制，以免损伤脾胃。此外还要保持衣物冷暖适当，夏季不可贪凉露卧，更不能长时间吹电风扇，以免寒湿损伤脾胃。

一、小儿泄泻

夏季是小儿泄泻的好发季节，中医除常用内服法外，还可用敷贴疗法，其中敷脐法适用于不愿服药、病情较轻的婴幼儿，值得推广。

（1）湿热泻：症见泻下稀薄，色黄而臭，发热口渴，小便短赤，舌苔滑腻。可用三黄粉（黄连、黄芩、黄柏各等量，为末）敷脐，满为度，外用麝香风湿膏覆盖。

（2）伤食泻：症见腹痛腹胀，不思乳食，粪便恶臭异常，呕吐不消化食物，指纹紫滞。可用芒硝20g敷脐，外用麝香伤湿膏覆盖。

（3）脾虚泻：症见大便时溏时泻，迁延反复，食欲不佳，面色萎黄，神疲倦怠。可用五倍子、干姜、吴茱萸各等量，研末，敷脐。

小儿秋季腹泻是一种发生于秋季的病毒感染性疾病，起病急，病情重，除药物治疗外，饮食疗法至关重要。中医学认为，"泄之本无不由脾胃"，因而治疗小儿秋季腹泻，必须调理脾胃，下面介绍几个常见的食疗方。

（1）焦米汤：取磨细的新鲜米粉炒黄（不可炒焦），加水及少量糖或酱油炖成米糊。因米粉炒过后，淀粉已成糊精，更易消化，且其中一部分米粉因炭化而有吸附止泻的作用。

（2）苹果泥：苹果洗净削皮，以汤勺刮成细泥状。苹果被誉为"水果之王"，富含维生素及氨基酸。苹果泥纤维较细，对肠道刺激小；苹果含有碱质与果胶，有吸附止泻之功效；苹果所含的鞣酸可收敛止泻。《食医心镜》记载：取青苹果适量，水煎治疗水痢腹泻。

（3）胡萝卜汤：胡萝卜200g，洗净切碎，加水绞烂滤汁，调以适量白糖。胡萝卜富含碱质、果胶，有使大便成形及吸附毒素的作用。《本草纲目》认为胡萝卜有"下气补中，利胸膈肠胃，安五脏，令人健食"的作用。

二、小儿感染后脾虚综合征

许多孩子，患了感染性疾病（如急性扁桃体炎、肺炎、细菌性痢疾、中毒性消化不良等），经过治疗，虽然痊愈，但仍出现厌食、乏力、大便溏薄、夜间啼哭等症状，并持续很长一段时间，导致消瘦、虚弱。由于体质下降，患儿往往反复生病。这种现象，中医称之为"小儿感染后脾虚综合征"。

中医学认为，小儿脏腑娇嫩，形气未充，脾常不足。外来邪气侵袭，往往影响运化功能，导致乳食停滞不化、阻滞中焦等。经过治疗后，外邪得以祛除，但脾胃功能并未恢复，因而遗留了诸如厌食、腹胀、便溏、泄泻、消瘦等一系列脾胃虚弱的症状。脾为后天之本，脾胃一虚，人体免疫力自然下降，因此易反复生病。此时如再采用西药抗感染治疗常难以见效，甚至使病情加重，故应着重调理脾胃功能，方可收事半功倍之效。

治疗小儿感染后脾虚综合征，中医常用健脾理气的方法，以参苓白术散化裁治疗。也可取黄芪 60g、白术 30g、山药 60g、茯苓 60g、莲子 60g、芡实 60g、砂仁 15g 共研粉，加粳米粉 250g，做成八珍糕，或调成米糊炖食。八珍糕有健脾养胃的功效，久食能增加小儿食欲，改善大便性状。

预防小儿感染后脾虚综合征还应注意乳母的饮食营养，避免进食生冷及刺激性食物。已添加辅食的小儿则应保持饮食规律，清淡而富有营养。

第十二节　"痰迷心窍"从何治

小王性格内向，平日少言寡语，是个爱面子的小伙子。某天单位失窃，恰好他是最后一个离开的人，于是有人在他背后指指点点，接着传出了风言风语。这一切使小王更加沉默寡言，人前总抬不起头。几天以后，同事发现小王变"呆"了：表情木然，神色呆滞，问而不答，喃喃低语。中医诊断为"文痴症"，由痰迷心窍所致，遂对小王详加劝慰，并开具了处方。小王服了几剂清心化痰的中药后，神志日渐转清。后来，经公安机关侦查，抓到小偷，小王也逐渐恢复正常。于是有人问："小王得的明明是精神系统的疾病，怎么说成'痰迷心窍'了呢？"这就要从"心"和"痰"的理论说起。

中医学认为，"心"的功能主要有二：①主血脉（类似于现代医学心的功能）；②主"神明"（人体精神意识思维活动，即包涵了现代医学大脑的功能）。所以，中医学的"心"并不单纯指西医解剖学上的"心脏"。心主神明，一旦心君受扰，就会出现种种精神症状。

至于"痰"，中医学有更广泛的含义，它既指呼吸道里排出的痰，也指由于脾、肺、肾功能失常，水液代谢紊乱，水湿停聚而形成的"痰"。中医学认为，"痰"是病理产物，也是致病因素，其性黏腻，无所不至，变化多端，能引起多种疾病。中医界流传的"百病多由痰作祟"就是这个意思。痰迷心窍，可使神识迷乱；痰留于肺，可致咳喘咳痰；痰停于胃，则见恶心呕吐；痰阻肌肉，则见瘰疬痰核、阴疽流注等，随病变部位、寒热虚实的不同而有不同的症状。

小王性格内向，平素肝气郁结，又受精神刺激，气郁化火，炼液成痰，蒙蔽心窍，出现一系列精神症状。中医师根据小王的临床表现，辨证施治，对症下药。先予开导劝慰，解其心头之郁结，再用清心解郁、化痰开窍的中药调治。药证相符，最终治好小王的疾病。

第十三节 寒凉之药不可妄投

"医生，我上火了，请开点凉药。"常有患者这样向医生请求。上火指的是人体表现出的一派火热之象，火热证用凉药，这确是人们熟知的常识，《神农本草经》也有"疗寒以热药，疗热以寒药"的记载，但如何正确使用凉药，知道的人却不多。

中医学把药物分成寒、热、温、凉四性，其中寒凉药就是人们所说的凉药。其实，寒凉药包括辛凉、苦寒、甘寒、咸寒等4种类型。性味不同，应用上也有很大差异。辛凉类药物指的是辛凉解表药，如桑叶、金银花、菊花、薄荷等，主要用于外感风热证，临床表现为发热、微恶寒、头痛、咽痛、咳嗽等，有清热解表的功效；苦寒类药物多为清热泻火药，如黄连、黄芩、黄柏、大黄、栀子等，一般用于实热证，临床表现为咽喉肿痛、疮痈焮痛、口舌生疮、目赤头痛、烦躁口渴等，有清热泻火、解毒的功效；甘寒类药物多有滋阴清火的作用，如生地黄、麦冬、天冬、沙参、玉竹、芦根等，因其功用不同而有滋养肝肾、养阴清肺、益胃生津之别，常用于治疗热病伤阴或热病后期出现的阴虚火旺，临床表现为咽干、口燥、午后低热、五心烦热等；咸寒类药物多有清热平肝、息风定惊、凉血止血的作用，如犀角、羚羊角、玄参、地龙等，常用于热病神昏、惊痫抽搐、吐衄、斑疹等重症。

可见，同为火热之证，但因表里虚实等不同，治疗上须选用不同类型的寒凉药。同时，寒凉药易损伤阳气，对阳虚体衰、脾胃不足、年老气虚者，以及儿童、孕妇，多有不宜，不可自作聪明、妄投寒凉。

第十四节　面神经炎中医论治

面神经炎，通常也叫周围性面瘫，中医称为"喎僻"，民间又叫"歪嘴风"。本病的特点：仅有口眼歪斜而肢体活动正常。一般起病较突然，常于睡醒或清晨刷牙、洗脸时，发现口角流涎、歪斜。患者表现为一侧面部表情肌瘫痪，前额皱纹消失，眼裂扩大，眼睑不能闭合或闭合不全，闭眼时露出白睛，鼻唇沟变浅，口角下垂，口涎外流。本病与中枢性面瘫（中风）的鉴别点在于后者常伴偏瘫、失语等，且皱额和眼裂大小正常。

中医学认为，面神经炎多由体质虚弱、气血不足，面部为风寒之邪侵袭，面部气血运行受阻，经络瘀滞，筋脉失养所致，因而多发生于汗出当风、夏夜乘凉露宿或晨起迎风乘车之时。治疗上宜祛风散寒、化痰通络，以牵正散加减。药用川芎、荆芥、防风、白芷、羌活、独活、全蝎、白附子、细辛等。若为风热内郁伴口渴、大便秘结、苔黄、脉数，宜去辛热之白附子、细辛，酌加石膏、地龙、金银花、僵蚕等；若兼血虚，宜酌加何首乌、养血活血的四物汤之类。治疗上还可用全蝎、蜈蚣研末冲服，每次服 1.5g，每日 2 次。配合针灸疗效良好，但发病初期不可用强刺激手法，以免对面神经造成不可逆的损害。

第二章
趣谈中药

第一节 "神水"芒硝

300多年前,一位名叫格劳贝尔的德国青年到那不勒斯旅行,不幸染上回归热,病情日深。当地居民告诉他,在那不勒斯城外约10km处有座葡萄园,附近有一口井,井水是"神水",喝了能治好回归热。格劳贝尔决定一试,喝了井水后,食欲渐增,慢慢地竟痊愈了。格劳贝尔不相信所谓"神水"的传说。后来,他成为化学家,为了弄清楚真相,专程到那不勒斯取回"神水",花了3个月时间研究,发现井水中含有硫酸钠。

硫酸钠为芒硝的主要有效成分。中医在数千年前就已懂得芒硝的药用价值。《神农本草经》将芒硝列为上品,认为服之可轻身健体。唐代时,皇帝每于腊月腊日,将以芒硝为主药配合羚羊角、犀角等名贵中药炼制而成的紫雪丹、红雪丹、碧雪丹赏赐给群臣,谓可通治积聚及邪热蕴结之种种疾病。其中紫雪丹至今仍是中医"三宝"之一。

芒硝辛、苦、咸,大寒,有泄热导滞、软坚通便的作用,常用于肠胃有湿热积滞导致的大便干结,还能通经活血,祛痰消癥;外用有清热泻火、消肿止痛之功效。芒硝 30g、白萝卜 120g，杵烂外敷，可治疗急性乳腺炎；芒硝、辰砂各等量，研末外涂，对口腔及喉头痛烂有奇效。芒硝、大黄、厚朴、枳实组成的大承气汤，是攻下的主方，现代常加减应用治疗各种急腹症，可使患者免除手术之苦。

第二节 利水明目话车前

相传，伏波将军马援率军远征，行军途中突发怪病，患者畏冷发热，小便淋痛，尿中带血。由于病员众多，病情怪异，随军医官束手无策。此时，一位当地老人献上战车前的一簇小草，说煎服后可痊愈，马援遂令全军采摘服用，病情竟奇迹般得以控制。因得之车前，伏波将军高兴地称它为"车前草"。

1. 妙治腹泻

车前草甘寒无毒，功擅利水通淋、清热明目、利尿止咳、祛痰、降压。药理学研究表明，其有效成分为车前子碱、琥珀酸、胆碱、黏液质等。宋朝大文学家欧阳修曾患慢性腹泻，整日暴下如水，腹痛绵绵，苦不堪言。国手名医，皆无良法。一日，他的夫人从走方医处买来一帖药，服用后竟泻止痛除，欧阳修不胜惊喜。派人找到该走方医，询问配方，竟只是晒干研末的车前子粉。

2. 巧疗目疾

车前子清肝明目的功效为人们所称道。唐代诗人张籍云："开州午月车前子，作药人皆道有神。惭愧文君怜病眼，三千里外寄闲人。"该诗说的是卓文君与司马相如的故事。司马相如患有严重糖尿病，后又并发白内障，以致视物不明、两眼昏花，闲居京都。卓文君了解到开州五月车前子善治目疾，千里迢迢从四川给他寄去京都。司马相如服后，目疾大获改善。《太平圣惠方》记载：久患内障，可取车前子、干地黄、麦冬各等量，为末，调为丸服之，屡试有效。以补肝肾、强目力著称的驻景丸就是由车前子、熟地黄、菟丝子炼制而成。风热目赤用车前子、黄连研末，温开水送服也常有奇效。此外，车前子还可用于血淋、石淋、乳蛾、喉痹等。

3. 风味菜蔬

《五旻山居录》中有"种车前剪苗食法"的记载。晋人陆玑也说车前嫩苗作蔬菜食用别有一番风味。到了明朝，乡村多有采食车前草的习惯。至今，川西群众还喜欢用车前嫩叶和大米做成翡翠凉粉，清凉消暑，满口生香。据研究，车前草富含纤维素、胆碱、黏液质、不饱和脂肪酸、维生素A、维生素B_1等，有降胆固醇的作用，故能减肥及抗衰老，无怪乎李时珍称其"久服轻身耐老"。

第三节　闲话百合

夏季，典雅清丽、端庄大方、亭亭玉立的百合花，以其独具一格的风姿，赢得人们的青睐。百合，有"百事和合"之意，象征着团结、友谊，每逢喜庆吉日，民俗常以百合相赠。西方人则把百合视为圣洁、自由的象征。法国人于12世纪起将百合作为国徽的图案。百合不仅是名贵的花卉，还是上好的食品，其鳞茎合抱，状如大蒜，味如山薯，所以有的地方又称"蒜脑薯"。新鲜的百合或蒸，或和肉同煮，味道均佳。百合研粉可以制成各种食品，有补益作用。

百合富含淀粉、蛋白质、脂肪，亦含有微量秋水仙碱，其煎剂对小鼠有止咳作用，并可使肺灌流量增加。王维云："冥搜到百合，真使当重肉，果堪止泪无，欲纵望江目。"可见，在唐代就有人用百合明目、止涕泪了。《本

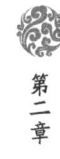

草纲目》记载百合有安心益志、润肺止咳、补中益气、滋养五脏、止涕泪等作用。《大明本草》记载百合可安心、益志、养五脏。临床上，百合用于治疗肺燥咳嗽、肺虚久咳、痰中带血等，是一味平和的润肺止咳药，常配伍玄参、川贝母、生地黄同用。百合还善治热病后脏阴被劫，余热未尽，坐卧不定，神思恍惚，烦躁失眠，莫名所苦，如见鬼神状的百合病。汉代名医张仲景曾以百合为主药创立"百合地黄汤""百合鸡子汤"。耳痛：干百合研末，温水送服6g，每日3次，有效；疮肿不穿：野百合同盐捣黄泥敷之。百合花、种子也可入药，百合花晒干，调茶油冷敷，可治湿疮。百合种子酒炒微赤，研末，温开水送服，可治痔疮出血。

第四节 夏季话蚱蝉

夏季，阵阵蝉鸣低沉悠扬，撩人情思，多少文人骚客为之吟下了美丽的诗篇。陆云《寒蝉赋》云："头上有绥，则其文也；含气饮露，则其清也；黍稷不享，则其廉也；处不巢居，则其俭也；应候守常，则其信也。"从形态和生活习性盛赞蝉集文、清、廉、俭、信等五德于一身。

蚱蝉，古曰"蜩"，其幼虫蜕下的外壳为蝉蜕，蝉棒束孢菌所寄生的蝉幼虫的干燥体为蝉花，二者均可入药。据研究，蚱蝉有镇静、解痉作用，能降低横纹肌紧张度，并且有神经节阻断作用，其头足解热作用较强。蚱蝉的两块背大肌味道鲜美，古人有食用的习惯，夏夜以火捕之，谓之"辉蝉"。蚱蝉五月采收，蒸干入药，咸、甘，寒，无毒。《本草纲目》载其主治小儿惊痫、夜啼、破伤风、头风疼痛及难产等。民俗有"五月不鸣，婴儿多灾"的说法，蚱蝉常用于儿科疾患。

蝉蜕又名蝉衣、秋衣，是一味珍贵的中药材，可疏散风热、透疹、退翳、解痉，用于风热感冒、咽痛、失音、疹出不畅、风热目翳、破伤风、小儿夜啼等。

小儿夜啼：蝉蜕5只，去头足，钩藤4.5g，车前子3g，茯神6g，灯心草1g，千日红7朵，甘草3g，水煎服，疗效极好；皮肤风痒：蝉蜕、薄荷叶各等量，为末，酒送服3g，每日3次；破伤风：蝉蜕研末，调葱涎涂于患处，另以蝉蜕研末，冲服3g，每日3次。

第五节 逐水消肿话商陆

商陆，别名见肿消、山萝卜，为商陆科植物商陆的根。味苦，性寒，有毒，是一味逐水消肿的良药，常用于治疗水肿少尿、腹水、疮疡肿毒等。李时珍认为"其性下行，专于行水"。治水肿胀满、小便不利，可用商陆5~9g，水煎服。《本草纲目》记载：赤根捣烂，调入麝香1g，贴于脐心，用布带束之，可使小便通利，肿胀消除。然麝香物稀价昂，可用冰片2g代之。治疮疡肿毒可用鲜商陆适量，捣敷。

商陆虽是治疗水肿的良药，然其苦寒有毒，误服或过量服用可导致中毒，因而孕妇及脾胃虚弱者应慎用。其中毒症状为恶心呕吐、腹泻、头痛、语言不清、躁动、肌肉抽搐，严重者昏迷、休克，最终因心脏麻痹和呼吸麻痹而死亡。曾有误服鲜商陆根100g而致死的报道，故不可不慎。

值得一提的是，商陆的根为肉质，呈圆锥形，着生许多须根，酷似人形。商陆外表呈淡黄色，气味微香稍甜，与人参、天麻有相似之处，因而不法药商常对商陆进行加工以冒充人参、天麻出售。因此，商陆被称为中药伪药之首。辨认之法：人参有芦头且上有环纹，且有特殊清香，天麻有典型的残存茎基或红棕色干枯的芽（人称"鹦哥嘴"）。而商陆表皮皱缩，横切面木部隆起形成数个突起的同心环轮。仔细辨之，不难识破。

第六节　药中良将话大黄

明代著名医家张景岳把人参、地黄比作药中良相，而把大黄、附子比作药中良将。李时珍也盛赞大黄"推陈致新，功效最神"。大黄历来以药力迅猛为人称道，因而又有"将军""药中张飞"的别称。大黄味苦，性寒，善攻积导滞、泻火凉血、逐瘀通经，常用于治疗肠胃积滞、阳明腑实、火热上炎、瘀血凝滞等；还广泛用于胃出血、胰腺炎、胆囊炎等疾病的治疗。其实，除了治病，大黄还是一味抗衰老良药。

现代药理学研究证明，大黄有缩短血液凝固时间、促进血小板生成、改善毛细血管脆性、提升白细胞、降低血清胆固醇等作用，大黄通腑泄浊，以通为补，能增进食欲。少量进食大黄还可健胃。此外，大黄还能调和气血、疏通经络。

许多帝王都曾服用过大黄。五代梁元帝患心腹疼痛，诸药治之无效，名医姚僧垣认为内有宿疾，非大黄无效，梁元帝服后果然痊愈。慈禧晚年肝胃积热，两眼昏花，也常服酒大黄治之。清代宫廷还用大黄泡茶以防治疾病。流行于欧美的意大利名酒——大黄酒，凡到过欧洲的旅游者几乎都要一尝方快，据说就是由马可·波罗从中国带去的。大黄酒饭前开胃，饭后消食，次日通肠，长久饮用，可推陈致新，延年益寿。其实大黄酒原方出于唐代名医孙思邈《千金方》，古称"屠苏酒"，乃古代健身名酒。目前，国外有人将大黄掺合于咖啡、糖果、饼干中，以达健身减肥之目的。

第七节　一味黄芩救时珍

明嘉靖年间，初涉医林，年方二十的李时珍偶患感冒咳嗽，初时不在意，以致病情迁延日久。后又调摄失当、起居不慎，病情骤然加剧。时当暑令，时珍咳嗽不止，每日所吐之痰，均有一碗多，且伴胸闷身痛，潮热盗汗，心烦口渴，寝食俱废，全身肌肤像火一样烫手，脉象浮洪，服遍诸如柴胡、麦冬、竹沥等药物，病情还是有增无减。一个多月后，竟至形销骨立、喘息无力，周围的人都以为时珍必死无疑。父亲李月池绞尽脑汁，寻找良方。一日，李月池突然记起李东垣治肺热咳嗽、烦渴不止，曾用黄芩汤以泻肺经气分之火之事，便用黄芩一两*（约30g）煎汤，给时珍服用，次日时珍竟身热尽退，痰嗽皆愈，其效如鼓应桴，神妙无比。时珍于大病中得救，不禁感慨万千，特于《本草纲目》黄芩条中详尽记述此事。

黄芩为唇形科植物黄芩的干燥根，味苦，性寒，有清热燥湿、泻火解毒、安胎的功效。临床上多用黄芩治疗上焦邪热炽盛，如温病发热、肺热咳嗽等；也常用于痢疾、泄泻、黄疸、热淋等；此外还常用于各类出血性疾病及胎动不安。黄芩、白术合用，古称安胎圣药。药理学研究显示，黄芩对葡萄球菌、链球菌、肺炎球菌、结核分枝杆菌、痢疾杆菌等均有抑制作用，且能降压、利尿、清热、镇静。值得一提的是，黄芩虽有"天然抗生素"的美称，但在培养皿中做体外抑菌实验，抑菌效果并不明显；而在机体内部，其抗菌消炎作用却令人惊叹。这主要是由于黄芩能激发机体抗感染的免疫功能，特异性地调动体内防御力量，并能有效地改善炎症部位毛细血管的通透性。

第八节　功同人参说仙茅

五代王颜的《续传信方》记载：唐开元元年，登基不久的唐明皇李隆基耽于酒色，未老先衰，整日头晕耳鸣、腰膝冷痛、阳衰精寒、疲乏无力、饮

---

* 为尊重历史原貌，此处保留旧制单位，但括注现代单位剂量，供读者参考，全书同此。

食乏味，于是广求良方。当时，有一名婆罗门僧人献上了一种名为仙茅的药物，唐明皇服后竟得康复，且精力日渐充沛，于是视为宫廷秘方，秘而不传。安史之乱爆发后，宫廷秘方流散至民间，服后果然有极大的补益作用，于是广为流传。因为是婆罗门僧人所献，人们又把它称作"婆罗门参"，喻其补益之力有如人参。

仙茅又名"独茅"，为石蒜科多年生草本植物仙茅的根茎，味辛，性温，有小毒。《海药本草》赞其强筋骨、明耳目、益筋力、填骨髓、消食健脾、益阳不倦。据说广西英州多仙茅，羊食之，全身多筋少脂得名乳羊，极为滋补。

治须发早白、未老先衰，取仙茅配伍生地黄、熟地黄、枸杞子、山药、茯苓等，名仙茅丸，有良效；治肾阳不足、阳痿精冷、小便频数，取仙茅配伍淫羊藿、菟丝子、五味子；治五更泻，取仙茅配伍补骨脂、肉豆蔻、白术。仙茅配伍淫羊藿，为著名的二仙汤，治疗妇女更年期综合征、更年期高血压有良效。值得一提的是，仙茅虽有强壮的作用，但其补益之功毕竟局限于温肾壮阳、祛寒除湿，而不同于大补元气的人参，因而只适用于素体阳虚的患者。阴虚火旺、相火炽盛者，不宜服用。

第九节　从献方得官谈荜茇

据《太平广记·独异志》记载：贞观年间，唐太宗患了气痢，整日肠鸣辘辘、腹痛绵绵、矢气并下，苦不堪言，遍请名医，治之无效，于是下诏寻求良方。金吾长史（宫廷卫队中的小官）张宝藏曾患该病，依样画葫芦，开方献上。唐太宗按方服用，竟药到病除，高兴之余，下令封他为五品官。这使掌握任免大权的宰相魏征左右为难，给了吧，似乎没有先例，不给，又有碍唐太宗的面子，因此拖了一个多月未落实。后来唐太宗旧病复发，又服原方得愈，于是想起献方之人，就问左右侍臣："那个献方的人有功啊，我曾下令授他五品官，缘何不见任命？"魏征听了，不安地说："不知皇上要任他为文职还是武职？"太宗知道这是推脱之辞，生气地说："足可以授三品文官了！"张宝藏献方得官，而他所献之方，竟只是普通不过的荜茇三钱（约10g），以牛乳半斤（约250g）煎服。

荜茇又称荜拨，为椒科植物荜茇的未成熟果穗，原产于伊朗，当地人多用作调味品，气味芳香辛烈，善消除腥味，增进食欲。我国广东、海南等地亦产。本品入脾经、胃经，功擅温中散寒、下气止痛，能消食积、除胃冷，常用于胃寒呕吐、脘腹胀痛及肠寒泻痢等。此外，本品还是治疗头痛、鼻窦炎、牙痛的要药。治胃寒腹痛、呕吐酸水，取荜茇1.5~3g，水煎服；治龋齿痛，荜茇研末，填塞患齿；治鼻窦炎、慢性鼻炎，荜茇研末搐鼻，亦有良效。唯荜茇气味辛烈，肠胃实热者慎用。

第十节　重用苦参疗不寐

20世纪70年代末，余曾治一不寐患者，不寐数年，每夜仅能入睡1~2h，白天即感头晕头痛，昏昏沉沉，口苦心烦，食不知味，身疲肢酸，舌红，苔薄黄，脉偏弦，投安神清心诸剂，疗效不佳。一日偶发湿疹，瘙痒难忍，遂于养心安神诸药中加入苦参30g，睡眠竟大为改善。嗣后照前方调治，顽疾竟得痊愈。苦参能疗不寐？余遍寻医书，不得其解，后偶翻某医学杂志，见有外科患者因硬膜外麻醉后顽固性失眠，以苦参单味煎服有效的报道，方知苦参治疗不寐，确有疗效。此后余治疗不寐，每于辨证用药基础上加苦参一味，屡获良效。然苦参须重用，宜用至30g以上。

曾有一顽固性失眠患者，男，36岁。自诉因生意之事，劳心劳力，2年来夜不能寐，遍求诸医，疗效甚微。今口苦烦躁，心悸易惊，记忆力严重下降。视其所服方药，以养心安神为主，如天王补心丹、酸枣仁汤之类。察其脉弦，舌红，苔黄微浊，遂投苦参30g、酸枣仁15g、柏子仁15g、龙骨30g、牡蛎30g、竹茹30g、枳壳6g、法半夏6g、百合30g、钩藤20g。3剂后，患者睡眠改善，后因故停药，不寐心烦、头晕诸症又作，继以上方加琥珀5g（研细末冲服），又服5剂，诸症消失，随访年余，未见复发。近年来以此法共治不寐30余例，疗效均较满意。

第十一节　千杯不醉枳椇子

《本草纲目》记载：南方有一种树木，若用来修建房屋，那么在该房屋酿成的酒都淡薄无味。曾有人不慎将一片木屑落入酒瓮，结果瓮中之酒化成了水。这种奇特的树就是枳椇树。

枳椇树的果实为枳椇子，是一味常用中药，形状十分怪异。它的果柄膨大，肉质肥厚，多分枝，弯曲不直，顶端有一绿豆大的圆形果实，整个形状像鸡爪或珊瑚，因而又叫"鸡距子""木珊瑚"。枳椇子甘美如饴，除了入药，人们还常把这种带有肥大果柄的枳椇子当成水果食用。

相传苏东坡曾把枳椇子作为醒酒药，每于开怀痛饮之后服上少许，便可不醉。民间也有"千杯不醉枳椇子"的说法。逢年过节，亲友欢聚一堂，觥筹交错之余，煎服少许枳椇子，既甘甜解渴，又可醒酒。

药理学研究表明，枳椇子含有丰富的葡萄糖、苹果酸、钙及硝酸钾，有显著的利尿作用。《滇南本草》记载：枳椇子善解酒毒、通经络、补中益气，小儿服之，可化虫养脾，其效如神。治醉酒、呕吐、二便不利，取枳椇子

12g、葛花 10g，水煎服，有奇效。治小儿惊风，取枳椇子 10g、知母 10g、金银花 24g、灯心草 3g，水煎服。以枳椇树汁加青木香、桃枝、柳枝，人乳煎汁外洗，尚可治疗臭汗症。

枳椇子还是佳果，其果实、果柄味道甘美，营养丰富。《山居本草》中有"妇人之赘，椇榛脯修"的记载。春秋战国时期，枳椇子就已是人们馈赠亲友的佳品。其实，除果柄、果实外，枳椇枝叶也可食用。其嫩叶生吃，味道甘甜如蜜，其枝条煎水，既甘甜无比，又止渴除烦，所以人们又把枳椇树称为"木蜜""树蜜"。

第十二节　祛湿软坚威灵仙，补肾壮阳淫羊藿

"铁脚威灵仙，砂糖和酒煎，一口吞下去，铁剑软如绵。"威灵仙是一味用途广泛的中药。

元代医家朱丹溪对威灵仙有很高的评价，认为威灵仙是一味治风湿痹痛的良药，无论病在上、在下都适用，往往早晨吃了药，傍晚就能见效。李时珍也很推崇威灵仙，认为威指药性峻猛，灵仙指功效如神，提出威灵仙的确是一味治疗风湿痹痛的良药。治各种腰腿疼痛，取威灵仙 3g，空心温酒送服；治急性扁桃体炎，取威灵仙 30g，水煎服；治痔疮肿痛，取威灵仙 90g，水煎，先熏后洗，冷后加热重复使用；治小儿龟头炎灼热肿胀，取威灵仙 15g，加水浓煎 30min，去渣候冷，用药棉蘸洗患处，常可立见效果。威灵仙虽有较好的疗效及较广的用途，但久服损人真气，故不可长期服用，特别是气虚者，应该慎用。

淫羊藿又名仙灵脾，为小檗科植物箭叶淫羊藿的全草。其植株一茎三桠、一桠三叶，极具特色，因而又名"三枝九叶草"。

淫羊藿是一味补肾壮阳的要药，味甘，性温，有补肾助阳、祛风除湿的功效，常用于治疗阳痿、遗精、早泄、女性更年期综合征、风湿痹痛等，亦用于治疗冠心病、心绞痛、慢性支气管炎等。现代医学研究表明，淫羊藿含有丰富的微量元素锰，而锰又与性功能、生育密切相关，人体内的锰随着年龄增大而明显减少，并伴随着性功能的衰退，中老年人补充适量的锰将有助于延缓衰老。此外，淫羊藿还含有丰富的维生素 E，并可降压，同时有抑菌、抗病毒作用，对葡萄球菌、肺炎双球菌、脊髓灰质炎病毒等有显著的抑制作用。

李时珍认为淫羊藿味甘气香，性温，能益精气、补真阳。北齐医家徐之才指出本品得酒补阳之力更佳，因而后世医家为增强淫羊藿疗效常浸酒入药，如著名的淫羊藿酒，即以 1∶10 的比例将淫羊藿浸于白酒中，7 日后启封饮用，可治阳痿、腰膝冷痛。治风湿痹痛，取淫羊藿、杜仲、桑寄生各 30g，炖猪脊骨 500g 服用。

第十三节　益气补血话龙眼

龙眼肉益气补血，健脾安神，增强免疫力。

（1）年老虚衰，病后体弱。取龙眼肉 100g、白砂糖 10g、西洋参 10g，置瓷罐内密封，反复于蒸笼上蒸之。每次取一匙，温开水送服，有大补气血的功效。此方为清代名医王孟英所创，又名"玉灵录膏"，妇人临产服之尤佳。

（2）贫血失眠，神经衰弱。取童子鸡 1 只（500~1000g），洗净，开膛，去内脏，在腹腔中加入 30g 龙眼肉，另取适量黄酒、盐、生姜等，入蒸笼蒸熟，即可食用，有补气血、安心神的功效。健康人群食之也能增强体质。

（3）产后体虚，失眠健忘。取龙眼肉 7 枚、糯米 100g，熬粥，调红糖食用，有补虚养血、养心安神的功效。妇人产后常服大有裨益。

（4）脾虚泄泻。取龙眼肉7枚、生姜3片，煎汤饮，有健脾止泻的功效，适用于脾虚久泻不止者。

（5）产后浮肿。取龙眼肉7枚、生姜3片、大枣7枚，煎汤，有补虚、健脾、消肿的功效。

第十四节 药食皆宜鼠曲草

鼠曲草，生于山地、旷野，立春后发芽。叶狭长，叶面浅绿色，叶背有茸茸的白色绵毛，因而又名"茸母草""叶下白""清明菜"。鼠曲草味甘，性平，无毒，有调中益气、止咳祛痰、平肝利尿之功效，常用于外感咳嗽、风湿痹痛、头目眩晕等。鼠曲草不仅可入药，还是食疗佳品。宋徽宗有诗云"茸母初生认禁烟"。古时，人们每于寒食节时采摘，加米粉做成粿饼食用以压时气。至今，清明前后人们仍常到田野采摘，加米粉做成时令小吃，清香怡人、甜滑适口，可开胃益气、止咳祛痰。清明时节，福建福州及近郊各县，肩挑手提沿街叫卖者众多，吆喝之声，不绝于耳。

现代药理学研究表明，鼠曲草含黄酮苷、芹菜素、挥发油、甾醇和微量生物碱，同时还含有丰富的维生素B、维生素C等，可化痰止咳、平喘降压，可治疗咳嗽、气喘、高血压、风湿腰腿痛等。治疗高血压，取鼠曲草10g，水煎服；治疗小儿黄疸，取鲜鼠曲草15~30g，捣烂取汁，加冰糖少许炖服；治疗阴囊湿疹，取鼠曲草适量，煎汤外洗；治疗顽固性久咳、昼夜不停，取鼠曲草60g、款冬花60g、熟地黄30g，焙干，研末，每次取6g于炉中点燃，并以竹筒吸烟咽下，吐去涎水，有奇效。李时珍于《本草纲目》中记载：家族中曾有一人咳嗽，多方医治无效，后经婢女介绍了上述方法，仅用2剂就痊愈了。

第十五节　小暑黄鳝赛人参

小暑前后，黄鳝最为肥腴且富有营养，因而民间又有"小暑黄鳝赛人参"的说法。黄鳝蛋白质含量达 18.8%，同时还含有脂肪、维生素 A、维生素 B、维生素 C、烟酸和多种微量元素。黄鳝蛋白质中的氨基酸易被人体所吸收，很适宜体虚病弱者食用。

黄鳝还是药膳上品，其药用价值历来为医家所重视。李时珍认为鳝鱼甘温无毒，能补虚劳、强筋骨、祛风湿；《随息居饮食谱》也认为黄鳝补虚助力，善祛风散寒除湿，通血脉，利筋骨；晋代医家陶弘景更是对黄鳝推崇备至，将其列为上品，认为其性热善补。风湿痹痛患者，可取黄鳝数尾、黄芪 20g、黄酒适量，炖食；妇人产后，恶露淋漓，气血不调，可取黄鳝制羹，空腹食之；老人虚痢，可取黄鳝数尾，爆干，煅灰存性，温开水送服；男性不育，可取黄鳝数尾，同蛤蚧炖服；口眼㖞斜患者，可取黄鳝数尾，调麝香或代以冰片，左㖞涂右，右㖞涂左；鼻衄不止，可取鳝血滴患鼻。

日本营养学家熊本正一发现黄鳝对糖尿病有良好的治疗效果，并从黄鳝中提取出能显著降低血糖的黄鳝素 A 及黄鳝素 B。日本以此为主要原料，研发出一种降糖新药——尿糖清。其实，早在晋朝，陶弘景就已发现黄鳝有治疗消渴的作用，并以鳝头烧灰冲服，治疗糖尿病取得良效。因此糖尿病患者经常食用黄鳝，有益于控制病情。

第三章 闲话养生

第一节 话说"春夏养阳，秋冬养阴"

"春夏养阳"是四时养生学说的重要内容。中医学认为：人们只有适应自然界一年四季气候的变化，并以此修养精神，调节起居，锻炼身体，才能达到养生保健、祛病延年、延缓衰老的目的。

春夏季节，天地苏醒，万物生长。人们必须顺应自然界春生夏长的规律，重视顾护体内之真阳。阳气是人身的根本，五脏六腑、四肢百骸无不依赖阳气的温养。天气由暖趋热，人体腠理疏松，毛孔开放，极易耗散阳气，加之纳凉露宿、贪食冷饮，稍不谨慎，人体阳气就会受损。近年来出现的"空调病""风扇病""电冰箱综合征"等，就是不懂"春夏养阳"导致的恶果。

那么春夏应如何顾护阳气呢？

（1）春季正是阳生阳旺之时，人们应适应气候的变化，迟睡早起，与日俱兴，以摄取天地间蓬勃生长之真阳，同时摒除忧郁，不过分激动与恼怒，保持乐观畅达的情绪，以与自然界"春生"的变化相适应。

（2）夏季炎热，应避免过量进食生冷食物而损伤胃阳，导致呕吐、腹泻、腹胀等。避免长时间使用电风扇或乘凉露宿，同时还应节制房事，顾护肾阳。

（3）辨证为阳虚的慢性病患者，病情往往于冬季时加重，因此应于夏季阳旺之时调补阳气。平时还可进食温补脾肾的食物，如羊肉、牛肉等，以及这类食物与黄芪、当归、冬虫夏草等制成的药膳，这就是所谓的"冬病夏治"。近年来针对慢性支气管炎及哮喘患者的三伏灸疗法也是以此为依据。患有这类疾病的患者应抓紧时令，及早进行调治。

秋冬季节，气候渐冷，万物萧条。人们为了适应秋收冬藏的自然规律，就必须蓄养体内的阴精，这就是中医养生学中著名的"秋冬养阴"学说。阴精包含精、血、津、液等，人体的五脏六腑、皮肉筋骨、组织器官都有赖于阴精的营养和滋润。秋三月，正当燥气主令，气候干燥而易伤阴耗液；冬三月，又当寒气主令，外寒束表，常使阳热内盛而损伤阴液。加之秋冬季节，人们往往只注意保护阳气而忽视了蓄养阴精，这些皆可导致体内阴精受损。近年来，因冬季过食火锅等辛热之品、滥用电热毯等取暖工具而致阴虚火旺患者明显增多，这就是不懂"秋冬养阴"的后果。

那么秋冬应如何养阴呢？

秋冬寒凉，阳气敛藏，正是阴气旺盛时，人们必须适应自然环境变化。在起居上，"秋三月……早卧早起，与鸡俱兴……冬三月……早卧晚起，必待日光"。同时保持精神宁静、平和，还应节制房事以护养肾阴。寒冬季节，人们常增衣食热、闭门取火以防寒，喜食温热辛辣，过分增加衣被，导致体内阴气受损，来年春夏时节就容易患温热性疾病。

有些疾病可通过秋冬养阴予以调治。如素体阴虚阳亢患者，秋冬季节当养阴潜阳，以期阴平阳秘，可服用杞菊地黄丸等；患夏季热的小儿，可于秋冬服用以滋阴治本为主的方药，如六味地黄丸等。秋冬季节还可采用食疗法来养阴，如取枸杞子10g、上排100g，炖食；或取熟地黄15g、猪肝50g，炖服；也可取冬虫夏草10根、鸭肉200g，炖食，均有补阴之功效。民间有冬日食鳖的习俗，原理就是鳖滋阴，冬令食之可养阴。

第二节　盛夏话"暑"

盛夏，烈日当空，门诊室里常听到患者诉苦："医生，我受暑了！"

"暑"是夏令的主气，它本是自然界中正常的气候变化。酷热无度，骤然转凉，居室闷热，冒暑劳作，远途跋涉，汗出气伤，都会感受暑气而发病，即"受暑"。人体抵抗力下降时才会"受暑"。

暑病独见于夏令，有明显的季节性，是临床上一类证候群的总称，其特点有三：①多表现为火热性质，中医称为"阳邪致病"；②临床上常有高热、烦渴、汗出、脉洪大等症状，暑天腠理开而汗多，因而还易伤津耗气而出现口渴喜饮、心烦、溺赤短少、气短乏力等症状；③暑令多雷雨，且热蒸湿动，会使空气中湿度增加，故暑邪多挟湿邪侵犯人体，出现头重嗜睡、四肢困重、酸懒发沉、胸闷呕恶、泄泻等症状。

常见的暑病有以下几种。

（1）阳暑：感受暑热出现身热、多汗、心烦、口渴喜饮、倦怠乏力、小便短赤等症状。

（2）阴暑：先受暑湿，复因起居不慎，乘凉饮冷而感受寒邪，出现发热恶寒、头痛无汗、身形拘急、脘痞心烦等症状。

（3）中暑：猝中暑热之邪，轻者头晕恶心、胸闷呕吐，重者突然昏倒、不省人事、喘咳、大汗出、手足厥冷。

（4）暑秽：俗名"发痧"，受暑湿秽浊之气，猝然闷乱烦躁、头痛而胀、脘痞呕恶，甚则神昏耳聋。

暑病大多起病急剧，变化多端，传变迅速，且容易内陷心营，因而有"暑易入人心"之说。一旦发病，应及早治疗，以免贻误病情。

第三节 金风起时话"秋燥"

金风送爽,玉露生凉,炎热尽退,候已清秋。门诊室里常出现一些不同于夏令暑病的外感患者。这些患者除有发热、恶寒、头痛、咳嗽等外感症状外,还有咽干、鼻燥、皮肤干涩等表现,这就是发于秋季的特殊外感疾患——秋燥。

中医学认为,燥为秋令主气,始于秋分而终于立冬,燥邪干涩,易伤津液且易伤肺。秋燥就是感受秋令燥气而引起的外感热病。一般来说,初秋之际,夏炎未息,秋阳尚曝,多病温燥。深秋之时,西风肃杀,天气转凉,易患凉燥。

温燥多见发热头痛、咳嗽少痰、咽干、鼻燥、口渴、舌红苔白、脉数等症状。除有表热证外,尚有燥热伤津的特征,常用辛凉甘润的桑杏汤加减治疗。凉燥多见发热恶寒、头痛无汗、鼻塞、咽干唇燥、咳嗽痰稀等症状,颇类似于风寒感冒,然证多较轻,且咽干唇燥等燥伤津液的表现为一般风寒感冒所没有的,常用辛开温润的杏苏散加减治疗。

预防秋燥的方法有三:①秋高气爽,秋季是锻炼身体的好时期,应多进行室外活动,如慢跑、登高、远足,以增强体质,陶冶情趣;②入秋之后,气候日渐寒冷,"白露秋分夜,一夜凉一夜",应适时增添衣被,以免被外邪所侵;③秋令干燥,易伤津液,平时要注意补充水分,多吃蔬菜及水果。且秋通于肺,燥邪极易伤肺,而引起干咳无痰等症状,因此应选择滋肺养阴的蔬菜、水果,如白萝卜、梨、柿子、荸荠、橄榄等。常冲服罗汉果对秋燥咳嗽有预防和治疗作用。

第四节　严冬时节慎防寒

严冬，凛冽的寒风"袭击"街头巷尾、山野田间，人们无不厚衣重裘以抵御逼人的寒气。中医学认为，寒为冬令主气，是一种正常的气候变化，但若身体虚弱、正气不足或不注意防寒，机体就很容易受寒邪侵袭而发病。寒邪致病的特点有三：①寒为阴邪，易伤阳气，常导致阴寒偏盛、阳气衰微；②寒性凝滞，寒胜则痛，疼痛的发生与寒邪密切相关；③寒主收引，寒邪侵袭人体易使气机收敛，筋脉拘急，牵制作痛。由于寒邪有上述特点，因而，一旦寒袭肌表会出现头痛、身痛、发热、无汗等一派风寒表证之象；寒邪滞留于关节，能使关节剧烈疼痛、屈伸不利；寒伤脾胃，引起脘腹胀痛、呕吐食少、肠鸣腹泻；寒邪伤人日久，导致阳衰气虚，出现倦怠嗜卧、四肢不温、畏寒喜温、呕吐清水、下利清谷等症状。

寒邪是多种疾病的致病因素，因而慎防冬寒对防病养生有重要的意义。防寒措施虽多，但最主要的还在于提高自身抵抗力，使"正气存内，邪不可干"，冬天虽冷，却是锻炼身体的好时节，应多进行长跑、打球、太极拳、冬泳等户外活动。形式可不拘一格，因人而异，且要循序渐进、持之以恒。防寒的另一要点在于要懂得顺应冬令的气候特点，适时增添衣物，注意防寒保暖，切不可追求时髦而衣着单薄，使寒邪有可乘之机。冬天是胃溃疡等消化系统疾病的好发季节，日常饮食应多选择具有温补作用的食物，如羊肉、牛肉、狗肉、兔肉、生姜等，且应避免进食生冷食物以顾护胃阳。同时还应适当调节作息，早卧晚起，使阴精潜藏于内，阳气不致妄泻，从而保持健壮的体魄以抵御寒邪、祛病延年。

第五节　端午节话"蛇"

端午节，民间都有喝雄黄酒、于房前屋后放置乌桕枝叶的习俗，可以驱除蛇。传说中的白娘子，就是在端午节喝下了许仙的雄黄酒，才现出原形。端午节的这些习俗表达了人们对蛇的惧怕。然而，令人畏惧的蛇却浑身是宝呢！

（1）蛇肉：富含蛋白质和脂肪，胆固醇含量低，具有强壮滋补、祛风止痛、舒筋活络的功效。蛇与鸡合烧的"龙凤汤"，与鸭搭配的"龙雁汤"，与猫做成的"龙虎斗"，以及与乌贼配成的"乌龙汤"，均为有名的菜肴。

（2）蛇干：蕲蛇、白花蛇、乌梢蛇是中医临床常用的药物，有祛风、通络、定惊的作用，主治诸风顽痹、麻木不仁、疥癣等。

（3）蛇酒：眼镜蛇、金环蛇和滑鼠蛇去除内脏后，加蛤蚧、蜥蜴，泡入酒中，即著名的"三蛇酒"，有祛风活络、行气活血、疗疮毒的作用。乌蛇酒还能治疗麻风及疥癣等顽固不愈的皮肤病。《本草纲目》记载：商州有个人得了麻风，家里人惧怕传染，遂在山上为他搭建了草棚让他居住。某天，有条乌梢蛇掉到酒坛里，他浑然不知，照常喝酒，竟把病治好了。后来看见坛底的蛇骨，方知是饮了乌蛇酒的缘故。

（4）蛇胆：一味名贵的中药材，有行气祛痰、明目益肝的功效。闻名遐迩的三蛇胆陈皮末、蛇胆川贝末，即以蛇胆为主要原料制成。

（5）蛇蜕：为蛇蜕下的皮膜，功可祛风杀虫、定惊，可治小儿惊风。

（6）蛇毒：蛇毒毒性猛烈。眼镜蛇毒仅15mg就可置人于死地，而眼镜蛇一次释放的毒量可达578mg，足以使38人死于非命。但蛇毒却有良好的止痛、止血作用，且可用来制备抗蛇毒血清，同样重量的蛇毒比黄金还贵10倍。

第六节　恼人的夏季皮炎

炎夏酷暑，高温热浪使老年人头昏脑涨、汗出如雨。更难堪的是，许多人身上，尤其是小腿外侧、胫骨前部出现许多细如粟粒的小丘疹，融合成片，灼热刺痒，状如针扎，苦不堪言。由于奇痒难忍，控制力较弱的人经常用手搔抓，结果越抓越痒，越痒越抓，如此恶性循环，严重影响休息，甚至导致皮肤化脓性感染。

夏季皮炎的发生与气温升降密切相关。气温越高，持续时间越长，病情也越重，而且有很强的复发性，往往每到盛夏发病，年年如此。天气转凉，病情自然减轻，金秋九月，常可自愈。

预防夏季皮炎要做到以下3点：①加强室内通风散热，使周围环境的温度降至30℃以下；②经常洗澡，水温以37℃左右为宜，以利汗腺的正常分泌。小腿患部经常用冷水冲洗，并及时用清洁干燥毛巾擦干。如果感到瘙痒，可用95%酒精或痱子水涂擦，切勿搔抓；③保持饮食清淡，多食瓜果、蔬菜。

病情较重的患者可用中药治疗，如肝胆湿热偏盛，见胸胁部、会阴部、两小腿外侧渗液，伴烦躁不寐、咽干口苦、溲赤、便秘，可服用龙胆泻肝丸；如皮疹以小腿为甚且伴搔痕成片，可服用三妙丸，另取金银花20g、生地黄30g、薏苡仁30g、钩藤15g、荷叶10g，煎汤代茶饮，也有很好的疗效。余学习中医皮肤病专家赵炳南老先生的经验，以鲜马齿苋100g、黄柏30g煎汤，冷湿敷，每日3~4次，常收良效，值得一试。

第四章 临证医案

第一节 紫癜性肾炎

紫癜性肾炎是指过敏性紫癜引起的肾脏损害，目前尚无特别有效的疗法。余根据多年临床观察，认为本病与其他肾炎的不同之处在于"风""热""瘀"三途，且以"瘀"贯穿各证型之始终。据中医辨证又可分为外感风热、内舍脾肾，热毒炽盛、灼伤脉络，肝肾阴虚、虚火灼络，阴损及阳、脾肾俱虚等4种类型。分别施以疏风清热、凉血散瘀，清热解毒、凉血祛瘀，滋养肝肾、凉血化瘀，健脾补肾、温阳化瘀等4种治法，常收到良好的效果。现介绍如下，以飨同道。

（一）疏风清热、凉血散瘀法

本法适用于紫癜性肾炎（外感风热证）。初起上呼吸道感染，见皮肤紫癜、浮肿、发热身痛、关节肿痛、舌红、苔黄、脉浮数。尿常规见蛋白尿、血尿。其发病多由外感风热之邪，内舍脾肾，灼伤脉络所致。治以自拟清疏凉血方。药用益母草、蝉蜕、连翘、桑白皮、赤小豆、白茅根、藕节、墨旱莲、玉米须。紫癜密集者加紫草；血尿甚者加女贞子、大蓟、小蓟；尿蛋白多者加山茱萸、金樱子、山药；关节肿痛者加秦艽、威灵仙。

王某，男，7岁。于2010年5月15日前来就诊。

患儿初因感冒，发热咽痛，继则双下肢出现紫癜，迅速波及全身，伴腹痛、关节肿痛、舌红、苔薄白、脉弦数。尿常规示尿蛋白（+++）、红细胞（+）。

中医诊断为紫癜（风热伤络证）。西医诊断为紫癜性肾炎。治宜疏风清热，凉血散瘀。

处方：蝉蜕6g，连翘6g，赤小豆15g，紫草6g，女贞子10g，大蓟5g，小蓟15g，蒺藜10g，地肤子6g，山药10g，茯苓10g。3剂，水煎服，日服1剂。药后加减2剂，尿常规全部阴性。继续巩固1周，复查各项指标均正常。随访1年未复发。

（二）清热解毒、凉血祛瘀法

本法适用于紫癜性肾炎（邪热内蕴证）。患者经过治疗，上呼吸道感染症状已除，但双下肢或四肢对称性紫癜加剧，伴浮肿、心烦不安、口干喜冷饮、舌红绛、苔薄黄，或伴消化道、关节症状。尿常规示肉眼血尿或镜下血尿，尿蛋白强阳性。血清白蛋白降低，胆固醇升高。多为热毒炽盛，病情较重，出血倾向亦重，治宜清热解毒、凉血祛瘀，方用犀角地黄汤加减。药用水牛角、生地黄、牡丹皮、连翘、紫草、蝉蜕、玄参、白茅根、玉米须。血尿甚者，加大蓟、小蓟、藕节；皮肤瘙痒明显者，加地肤子、白鲜皮；便血者，加地榆、槐花；血压高者，加夏枯草、决明子、菊花、龙骨、牡蛎。

吴某，男，16岁。于1987年6月2日前来就诊。

患者于同年4月患紫癜性肾炎，于福州某医院治疗近1个月，疗效欠佳，因经济困难，患者主动出院，回家自行服用中草药，而致病情加剧，遂来我处求诊。症见双下肢大片紫癜，入夜瘙痒较剧，心烦口干，喜凉饮，面目一身尽肿，舌质红绛，苔薄白。尿常规示尿蛋白（+++）、红细胞（+++）、颗粒管型（3~6）。

中医诊断为紫癜（热毒内蕴证）。西医诊断为紫癜性肾炎。治宜清热解毒，凉血祛瘀。

处方：水牛角30g，生地黄30g，蒲公英30g，连翘10g，蝉蜕10g，玄参10g，车前子15g，泽泻15g，白鲜皮10g。7剂，水煎服，日服1剂。

二诊：水肿已消，尿常规示尿蛋白（++）、红细胞（++），唯大便3日未行。上方加大蓟30g，小蓟30g，大黄5g。2剂，水煎服，日服1剂。药毕大便得通，神清气爽，病情继续好转。再以原方化裁服15剂，紫癜基本消退，尿常规示尿蛋白（+）、红细胞少许。巩固月余，尿蛋白转阴。随访5年，未见复发。

（三）滋养肝肾、凉血化瘀法

本法适用于紫癜性肾炎反复治疗不愈，血热内灼肝肾，肝肾阴虚，虚火灼络导致的下肢紫癜、血尿。症见手足心热，腰膝酸软，口干喜饮，大便干结，舌红少津。治宜滋养肝肾、凉血化瘀。方用知柏地黄汤加减。药用生地黄、山药、山茱萸、赤芍、益母草、蝉蜕、大蓟、小蓟、白茅根、侧柏叶等。

林某，男，20岁。于1993年3月2日前来就诊。

患者半年前患紫癜性肾炎，尿常规示尿蛋白、尿红细胞持续阳性。症见双下肢紫癜，乏力疲倦，腰膝酸楚，遗精频作，咽干口燥，五心烦热，小便短赤，每日10余次，舌红，苔薄白，脉细数。尿常规示尿蛋白（++）、尿红细胞（+）。

中医诊断为紫癜（肝肾阴虚证）。西医诊断为紫癜性肾炎。治宜滋养肝肾，凉血化瘀。

处方：知母10g，黄柏10g，生地黄30g，熟地黄30g，山茱萸10g，山药30g，枸杞子15g，女贞子18g，玄参5g，车前子12g（包煎），益母草30g，玉米须30g，大蓟30g，小蓟30g。水煎服，日服1剂。加减21剂后，尿常规示尿蛋白（+）、尿红细胞（+）。复用7剂后转阴，继用玉米须30g煎汤代茶送服知柏地黄丸善后，随访1年，未见复发。

(四)健脾补肾、温阳化瘀法

本法适用于紫癜性肾炎(脾肾两虚证),多由病延日久,阴损及阳,脾肾俱虚所致,此时紫癜基本消除,仅偶见零星紫癜,症见全身浮肿,面色㿠白,腰酸尿少。尿常规示大量尿蛋白、红细胞,血浆白蛋白降低,血脂增高,常伴有不同程度的肾功能损害。舌体淡胖,苔薄白,脉沉细。治宜健脾补肾、温阳化瘀,治疗方剂为自拟固肾降浊汤。药用黄芪、党参、山药、淫羊藿、金樱子、山茱萸、熟地黄、杜仲、巴戟天、龙骨、牡蛎、当归尾、益母草。尿中红细胞多者,加大蓟、小蓟、阿胶;尿少浮肿甚者,加泽泻、猪苓、车前子。

吴某,男,12岁。于1995年4月1日前来就诊。

患者2个月前无明显诱因出现双下肢、耳后皮肤紫癜,浮肿,肉眼可见血尿,伴膝关节疼痛,治疗2个月无效。首诊时患者面色㿠白,面目一身尽肿,下肢紫癜依稀可见,疲乏腰痛,纳呆,腹胀,便溏,舌淡胖,苔薄白,脉沉细。尿常规示尿蛋白(+++)、尿红细胞少许、尿白细胞少许。血常规示白细胞 5.1×10^9/L,分类尚正常,红细胞 3.2×10^{12}/L,血红蛋白 85g/L,血小板 208×10^9/L,红细胞沉降率 13mm/h,尿素氮 7.0mmol/L,血清蛋白 39.1g/L,白蛋白 16.1g/L,球蛋白 23.0g/L,总胆固醇 7.82mmol/L,甘油三酯 1.78mmol/L。B超示双肾弥漫性病变。

中医诊断为紫癜(脾肾两虚证)。西医诊断为紫癜性肾炎。治宜健脾补肾,温阳化瘀。

处方:黄芪20g,党参10g,山药30g,山茱萸10g,桑寄生10g,杜仲20g,淫羊藿15g,金樱子30g,大蓟30g,小蓟30g,猪苓20g,泽泻20g,益母草30g。水煎服,日服1剂。服药15剂,浮肿消退,尿常规示尿蛋白(++)、尿红细胞少许。继续按上方调服月余,各项指标均恢复正常。随访3年,情况尚好,目前患孩已到而立之年,一如常人。

第二节 癃闭

癃闭是临床常见疾病，多见于中老年人，以肥大的前列腺压迫尿道造成排尿困难，甚至癃闭不通为特征。余根据多年临床观察，将癃闭分为瘀热交阻、留羁下焦，脾肺气虚、升提无力，肾阳虚衰、气化无能，肾阴不足、闭门不利等4种证型。相应地施以行瘀散结、化气利水，益气生清、扶土行水，补肾固本、温阳利水，滋肾敛阳、通关利水等4种治法。用于临床，常收奇效，兹将点滴所得，择要介绍如下。

（一）行瘀散结、化气利水法

本法适用于癃闭（瘀热交阻证）。症见小便点滴而下，小腹胀痛，舌质紫黯或有瘀点，脉沉涩或细数。多因湿热久羁下焦，气血受阻，凝而成结，压迫尿道所致。方用《证治准绳》抵当丸加减：当归、穿山甲、桃仁、大黄、芒硝、生地黄、牛膝、肉桂。其中牛膝一味，功可引经达下，既能祛瘀活血，又能通淋利水，一药二用，唯用量宜大，以30g为宜。瘀甚者加红花、地龙以增强活血化瘀作用；挟热者去肉桂，加金钱草、木通；久病者宜养血行瘀，加黄芪、丹参。

林某，男，87岁。于1994年5月10日前来就诊。

患者小便淋漓、点滴不畅多年。1周前突然不能排尿，就诊于当地医院，经肛门指诊，诊断为老年性前列腺肥大，予导尿，用西药效果不佳，要求服用中药。刻诊小便困难，临厕努挣，滴沥难出，小腹胀满拒按，辗转呻吟，大便秘结，舌边见瘀斑，苔黄中浊，脉沉涩。

中医诊断为癃闭（瘀热交阻证）。西医诊断为前列腺肥大。治宜行瘀散结，化气利水。

处方：桃仁6g，当归尾6g，大黄10g，芒硝7.5g，牛膝30g，炮穿山甲10g，生地黄30g。3剂，水煎服，日服1剂。

服药 2 剂，大便通，小便行，唯仍有滴沥不尽之感，续服 3 剂，即告小便通畅。

（二）益气生清、扶土行水法

本法适用于癃闭（气虚下陷证或脾肺两虚证）。症见小腹坠胀，时欲小溲少不利，气短懒言，面㿠不华，疲乏无力，纳呆食少，舌淡，苔薄白，脉虚无力。余在临床上观察发现，本病虽有虚实之别，但虚者十居七八，且以脾肺气虚多见。盖老年人器官老化，脾肺俱虚，升提无力易致气陷于下，窍道不通而为癃闭。《黄帝内经》云："中气不足，溲便为之变。"故治疗上应以升阳益气为主，方用补中益气汤加减或自拟益气消癃汤。药用党参15g，黄芪15g，升麻6g，甘草梢3g，通草6g，车前子10g，桔梗6g，牛膝30g。兼肾阳不足者，酌加淫羊藿、肉苁蓉；挟热者，酌加黄柏、知母；挟瘀者，酌加丹参、地鳖虫。

病案1

谢某，男，54岁。于2001年4月6日前来就诊。

患者患慢性前列腺肥大多年，小便短涩不爽，时愈时发。前以清利中草药煎服可自愈，近来无效。此次发病已近1周。症见小腹坠胀不舒，夜尿频数，排尿无力，不畅，少气懒言，纳呆食少，舌淡，苔薄白，脉虚软。

中医诊断为癃闭（气虚下陷证）。西医诊断为前列腺肥大。治宜益气健脾，升清泄浊。

处方：党参12g，黄芪20g，升麻6g，甘草梢3g，茯苓10g，通草6g，车前子10g，桔梗6g，蝉蜕6g。3剂，水煎服，日服1剂。

二诊：排尿已畅，尿频渐消，纳谷转馨。守前方，继添肉苁蓉15g、牛膝30g，再服3剂，随访月余，未见复发。

◆按：本法即所谓"提壶揭盖法"。《黄帝内经》云："气化则能出矣。"脾肺气虚，升提无力，气陷于下，窍道不通，治宜补中益气升提。方中以黄芪为君，补气利尿；桔梗一味妙在开肺气，通上窍以利下窍。诸药合用，常收奇效。

病案 2

陈某，女。于 1984 年 3 月 6 日前来就诊。

患者产后癃闭，点滴不通 2 天。自述 2 天前因难产动用产钳，致产道损伤，后即未小便。今小腹胀满，按之微痛，津津汗出，湿透衣被，神疲懒言，纳差食少。针灸、按摩不效而求治于余。余诊见舌红，苔白，脉弦数，因产时努力，复受手术打击，加之产后厌食以致中气不足，肺气闭塞，当补中气以开肺气。

中医诊断为癃闭（肺脾两虚证）。西医诊断为泌尿系统感染。治宜补中益气，升清降浊。

处方：党参 15g，黄芪 15g，升麻 6g，当归 6g，甘草梢 6g，车前子 10g，山楂炭 12g，桔梗 6g，益母草 30g。3 剂，水煎服，日服 1 剂。患者服 1 剂小便得通，2 剂小便转利。

◆按：新产妇人，多因产时伤气，加之产后失血，气无所附，而致脾肺气虚，升提无力，气陷于下，窍道不通。此时之治，当于益气升提之中，佐桔梗一味以开肺气。

（三）补肾固本、温阳利水法

本法适用于癃闭（肾阳虚衰证）。症见小便频数，夜尿增多，溺后余沥，排尿无力，精神不振，腰膝酸冷，尤以寒冷时为著，苔薄白或白腻，舌淡胖、边有齿痕，脉虚软。多因肾阳虚缓，温化无力，膀胱不约，气化无能所致。方用济生肾气丸加减。药用生地黄、山药、茯苓、泽泻、山茱萸、附子、肉桂、淫羊藿、肉苁蓉、牛膝、车前子。

邱某，男，77 岁。于 2003 年 3 月 6 日前来就诊。

患者近 2 年来常于冬春季节发作小便频数，溺后余沥，点滴未净，夜间尤甚，伴腰膝酸软、下肢浮肿，外科检查为前列腺 Ⅱ 度肥大，服用阿奇霉素等药，效果不佳，时发时止。自诉昨夜突发排尿困难，少腹重坠，窘迫不堪，坐便盆而达旦，苦不堪言，伴腰膝酸软，畏寒，头晕目眩，脉沉细，舌淡、边有齿印，苔薄白。

中医诊断为癃闭（肾阳虚衰证）。西医诊断为前列腺肥大。治宜补肾固本，温阳利水。

处方：熟地黄15g，山药15g，泽泻15g，附子6g，肉桂6g，肉苁蓉12g，淫羊藿12g，山茱萸10g，牛膝20g，车前子30g。3剂，水煎服，日服1剂。并予导尿。

二诊：拔除导尿管，小便可排出，唯仍滴沥不尽，继服5剂，小便转畅。

◆按：本证属肾阳虚衰，气化无能。先予导尿，继选补肾固本、温阳利水之济生肾气丸加味，取"阴中求阳"之意。本方于济生肾气丸中增入淫羊藿、肉苁蓉两味，盖淫羊藿、肉苁蓉功可温肾益精，有助膀胱气化之力。兼中气不足、气短神疲、纳呆食少，可加黄芪、升麻；兼瘀血内阻，可加丹参、地鳖虫。

（四）滋肾敛阴、通关利水法

本法适用于癃闭（肾阴亏损证）。症见小便短赤，余沥不尽，口燥咽干，潮热盗汗，五心烦热，腰膝酸软，大便干结，舌红少苔。多因下焦积热日久，肾阴灼伤，关门不利所致。《医学纲目》曰："此乃奉养太过，膏粱积热，损北方之阴，肾水不足。"方用自身通关丸和六味地黄丸加减。药用黄柏、知母、肉桂、生地黄、山茱萸、牡丹皮、泽泻、山药、茯苓、车前子、菟丝子。

陈某，男，73岁。于2004年10月6日前来就诊。

患者小便不畅数年，点滴不尽，时轻时重，诊断为前列腺肥大。久服西药无效。症见小便频数，余沥不尽，茎中涩痛，神疲乏力，头晕目眩，腰膝酸软，手足心热，便秘，舌红少苔，脉弦细。

中医诊断为癃闭（肾阴亏虚证）。西医诊断为前列腺肥大。治宜养阴滋肾，通关利水。

处方：知母 20g，黄柏 20g，肉桂 2g，生地黄 15g，牡丹皮 10g，泽泻 10g，茯苓 10g，车前子 12g，山茱萸 12g。3 剂，水煎服，日服 1 剂。服药 3 剂，排尿即畅。

◆按：本证属肝肾气阴不足。盖患者素嗜烟酒，喜食肥甘，积热留羁于下，肾阴暗耗于内，膀胱气化不利，当开者不开，当闭者不阖之故。方中重用黄柏及知母滋肾水、清积热，以肉桂为引，化气利水，合六味地黄丸增强滋肾养阴之力。

第三节　尿浊

尿浊是以小便浑浊、白如泔浆为主症的疾病。多由过食肥甘厚腻食物，脾失健运，酿湿生热，或病后湿热余邪未清，蕴结下焦，而成尿浊。

病案 1

杨某，男，71 岁。于 2008 年 11 月 9 日前来就诊。

患者患慢性肾炎多年，平素尿蛋白（++），规律服用药物（具体不详）治疗。1 周前出现尿液增多，尿浑浊起泡，夜尿 4~5 次，伴下肢轻度浮肿，排尿无力、不畅，头晕耳鸣，气短腰酸，纳呆食少，舌淡，苔薄白，脉沉无力。

中医诊断为尿浊（脾肾两虚证）。西医诊断为慢性肾炎。治宜温肾健脾，祛湿泌浊，活血化瘀。

处方：黄芪 30g，白术 10g，山药 30g，仙茅 10g，益母草 30g，丹参 30g，泽泻 10g，薏苡仁 30g，三七 5g，大黄 5g，茯苓皮 30g，车前子 10g，白茅根 30g，萆薢 15g，赤小豆 30g。7 剂，水煎服，日服 1 剂。患者服药毕后尿液恢复正常。

◆按：方中黄芪、白术健脾燥湿；仙茅温肾化饮；泽泻、萆薢、薏苡仁清利湿热、分清泌浊；益母草、丹参活血化瘀、利湿；大黄、三七通下解毒、活血化瘀,可改善肾脏微循环,并降低尿素氮、血肌酐,改善肾功能。诸药合用,共奏温肾、健脾、活血化瘀之功,补而不留邪,利而不伤正。此外,大黄、三七、益母草等活血化瘀药,具有扩张血管、增加血流量、降低血液黏度、对抗组织缺氧缺血、抑制血小板聚集、增加纤维蛋白溶解酶活性等作用。

病案2

甘某,男,54岁。于1984年4月6日前来就诊。

患者患慢性肾炎多年,尿蛋白(++)或尿蛋白(+++),持续不降,头晕,耳鸣,口苦,目眩,腰膝冷痛,畏寒肢冷,纳呆神疲,面色潮红,下肢浮肿,小便不利,大便溏薄,舌淡,苔白,脉细弦。

中医诊断为尿浊(脾肾两虚证)。西医诊断为慢性肾炎。治宜滋肾温阳,引火归元,健脾益气。

处方:熟地黄12g,枸杞子12g,泽泻12g,山茱萸10g,黄芪10g,山药24g,茯苓15g,肉桂2g,附子4.5g。5剂,水煎服,日服1剂。并加服金匮肾气丸。

患者调理月余,诸症锐减,尿蛋白基本转阴,症状明显改善。

◆按:患者患慢性肾炎多年,不独肾阳虚衰,肾阴亦不足。头晕耳鸣、口苦目眩、面色潮红,为虚阳外越之象,腰膝冷痛、畏寒肢冷、下肢浮肿是肾阳虚衰之象,大便溏薄乃肾阳虚衰、脾不健运所致。阳虚之证,有纯用温阳药物,但阴根于阳,阳根于阴,凡病不可正治者,多以阳引阴,从阴以引阳,引火归元,纳气归肾。取导龙入海法,投金匮肾气丸加减,疗效显著。

第四节　阴痛

阴痛是尿道肌肉、前列腺或盆底肌肉的真性痉挛性疼痛,这种疼痛可能与前列腺局部炎症及精神因素有关,用抗生素往往难以奏效。中医学认为,本病多由湿热内蕴，流注下焦，气化失常所致；或由肝肾不足，房事不节及嗜酒过度，阴阳亏虚，气化无权所致；也可由久坐或骑车损及脉络，气血瘀阻所引起。总之邪毒阻络，气血瘀滞，不通则痛为其病因。余自 2000 年以来，采用自拟前列汤配合中药坐浴，并外敷如意冰黄膏治疗前列腺痛，疗效甚佳。

方某，男，63 岁。于 2007 年 4 月 21 日前来就诊。

患者患前列腺炎多年，昨日突然出现阴囊不适，偶有抽痛，伴腰痛、尿频、尿急，自服西药未见明显缓解，现疼痛逐渐加剧，影响正常生活。余察之舌质淡，苔薄白，脉沉细，左尺脉弱。

中医诊断为阴痛（气滞血瘀证）。西医诊断为急性前列腺炎。治宜活血祛瘀，清热解毒，行气止痛。

内服方：丹参 30g，红花 6g，赤芍 10g，乌药 10g，黄柏 20g，牛膝 30g，没药 6g，鱼腥草 30g。3 剂，水煎服，日服 1 剂。

坐浴方：大黄 30g，红花 10g，化橘红 30g，黄柏 30g，蒲公英 30g，虎杖 30g。加水煮沸 30min 后倒入脸盆，先熏患处，温度降至 43℃左右，即可坐浴至水冷，每日 2 次。

外敷方：大黄 10g，冰片 1g，捣烂，加适量冬蜜、姜汁，外敷患处。

二诊：疼痛减轻，小便正常，守前方，再进 7 剂，患者痊愈。

◆按：本例采用清热解毒、活血祛瘀、行气止痛之自拟前列汤内服，再配合清热解毒、活血理气之坐浴方，先熏蒸局部后坐浴，药力透入皮肤，直接作用于患者，可使前列腺及盆底温度升高，并使局部血管扩张，血流加速，血液循环改善，组织供氧及营养供给加强，渗出物清除加快，致痛和诱发炎症的化学物质排出加快，局部营养和免疫力改善，局部刺激减轻，达到消炎、消肿、止痛的目的。外涂如意冰黄散，又有清热解毒、祛瘀散结、开窍止痛之效。且借冰片辛开走窜之性，姜汁辛温透达之力，使瘀散痛除。

第五节 痔血

血证不可滥用凉血止血。出血一证,邪热迫血妄行居多,故世俗曰凉血止血为常法。然出血亦有属寒属热之不同和挟瘀挟虚之差异,应审证度疾,不可偏执。

陈某,男,54岁。于1998年6月24日前来就诊。

患者罹痔血之疾,历半月之久,屡治未见效。余观其既往药方,不外乎槐花散之类。且曾自服槐花炖猪大肠,槐花用量,每剂达30g以上,病终未瘥。患者咽干口燥,烦躁不寐,神疲肢酸,大便硬结带血,血色鲜红,小便黄赤,舌红,苔薄黄,脉弦。

中医诊断为痔血(血热内盛证)。西医诊断为痔疮。因诊为肠风下血、热盛四溢,并认为前医治疗乏效,非凉血止血之不确,乃凉血止血之不力,遂拟槐花散去荆芥,加生地黄、仙鹤草、藕节、火麻仁、瓜蒌仁等,连服数剂,便血如前,症未稍减。时近春节,患者遇乡里某熟人,粗通方药,言其所苦,其人笑曰:"何不早说,此疾甚易瘳。"

处方:槐花9g,金银花9g,黄芩4.5g,地榆9g,藕节15g,川芎4.5g,当归9g。7剂,水煎服,日服1剂。

患者略知药性,恐川芎、当归辛燥动血,心甚疑之。然服1剂,其效如鼓应桴,大便即无出血。患者因其方神效,交流于余,若非亲身体验,几不敢信。

◆按:止血三要则为宜行血不宜止血、宜养肝不宜伐肝、宜降气不宜降火。盖血行通畅,则血循经脉,虽不止血而收止血之功。若一味凉血止血,难免寒凝血滞,阻塞经络,血不得循其常道,则流溢于外。痔血为血证之一,自当不能例外。今于诸药中不过增川芎、当归,取血行通畅则血循经络、不止自止之意,未识及此,病情迁延,亦深可为训。可见临证处方,实应通权达变,不可拘一己之偏见,否则误人不浅。

第六节 房事两感

"房事两感"属"少阴伤寒"范畴。"少阴伤寒"也称"太少两感"或"伤寒两感"。系少阴本虚,外感寒邪引起的太阳少阴两感之证,即仲景所谓"少阴病,始得之,反发热,脉沉者,麻黄附子细辛汤主之"。导致少阴本虚的原因,仲景虽未明言,但后世医家认为与房事后少阴肾经骤虚关系密切。张景岳就有"少阴先溃于内,而太阳继之于外者,即纵情肆欲之两感也"之说。张锡纯也认为本病可由房后少阴暴虚,外感寒凉,从太阳直透少阴引起。近年来,有人直接把房后复感风寒而导致的证候群统称为"房事两感"。北京广安门医院《医话医论荟要》中即以此为病名,同时收有医案。此类患者,余临证中也有所见,特援数例,略为辨析,就正于同道。

(一) 少阴素虚,寒邪外袭

林某,男,47岁。于2011年8月12日前来就诊。

患者自诉感冒已十余天,畏冷、发热、头痛,伴周身酸楚困重、嗜卧厌食。虽服用解热止痛类药物及抗生素等,均未见效,诊见舌淡,苔薄白,脉弦紧。

中医诊断为感冒(风寒束表证)。西医诊断为上呼吸道感染。治宜发散风寒,解表祛湿。投荆防败毒散加减。2剂,水煎服,日服1剂。

二诊:患者言服药后症状未见改善,仍感肢体酸楚,有一种从骨节中透出的酥软酸楚感。自言在福州时也常有类似症状发作,也是百药无效,后由一老中医诊视而愈,因将处方珍重收藏。患者出其所藏处方,赫然是麻黄附子细辛汤化裁方。细询病因,方知十余日前与妻同房后,夜半食凉当风,而感风寒,次日即发病。其畏寒,肩背部尤甚,虽值盛夏,亦须盖以毛毯。脉象虽不见沉细之象,但以其人素体健壮,脉象素来壮实,非细细体会,察之不易。

处方:麻黄6g,附子10g,细辛1.5g,防风6g,甘草3g。2剂,水煎服,日服1剂。服药1剂，即感病去十之五六，再剂而愈。

◆按：余回忆20世纪60年代初就读于福建中医学院，曾聆听俞长荣教授讲解《伤寒论》麻黄附子细辛汤证，俞老提及20世纪50年代在福清从事血吸虫病防治时曾诊治一太少两感患者，时值盛夏，投麻黄附子细辛汤，竟被药店拒配，谓盛夏用麻、附，不合时宜，后由患者告知乃俞老处方时，方予配药，服药后，即获痊愈。本例患者亦为盛夏得病，当时余初出茅庐，虽读了几年书但临证却无根底，若非俞老教诲在前，那位老中医施方干预在后，断不敢如此大胆，毫不犹豫。盖此患者体质肥盛，肥人多阳虚，素体阳气不足，加之平素不节房事，克伐无度，少阴肾经原已不足，今复感寒于房事之后，风寒直中少阴，其形寒畏冷，肩背尤甚，肢体酸楚，踡卧欲寐，均属房事两感之证。投麻黄附子细辛汤，药证相符，故得速愈。

（二）少阴新虚，寒邪直中

现代医学认为，房事中人体神经系统高度兴奋，心、肺、脑等脏器都要适应激烈的活动，全身肌肉血管处于舒张状态，此时受到寒冷刺激，或用冷水、冷食物等刺激消化道，会引起全身血管反射性收缩，导致肠痉挛、尿路痉挛、手足抽筋，甚至严重脑缺血乃至死亡。故对于太少两感，《伤寒论》有难治之说。

蔡某，男，45岁。于1990年11月前来就诊。

患者恶寒发热，伴尿频、尿急、尿痛已3日，西医拟诊急性尿路感染，但尿常规无异常，且抗菌消炎治疗无效，故邀余往诊。诊见恶寒踡卧，畏寒，如发于筋骨，虽复被二床亦不能御其寒，周身骨节酸楚难忍，少腹拘痛，伴尿频、尿急、尿痛。诊其脉，沉细而微，两尺尤甚，舌淡，苔薄白。显非湿热搏结下焦之热淋。屏退左右，细询之，始知3日前房事后，汗出贪凉，踡被裸卧，夜半冻醒，晨起即发病。

中医诊断为淋证（肾虚水停证）。西医诊断为泌尿系统感染。治宜温肾通阳，化气行水。

处方：麻黄 6g，附子 10g，细辛 1g，木通 6g，泽泻 10g，甘草 3g。2 剂，水煎服，日服 1 剂。服药 1 剂后，恶寒得减，尿频、尿急亦瘥，再剂诸症消失。

◆按：房事后复感寒邪，实由房事后少阴肾经骤虚，寒邪得由太阳直透少阴所致。患者恶寒踡卧，周身酸痛，脉沉细微均为寒邪直中少阴之象，反发热者为邪在太阳之象。尿频、尿急、尿痛乃寒邪深陷之故，现代医学认为由尿道痉挛所致，故尿常规无异常，服抗生素无效，北京广安门医院《医话医论荟要》中也有把本病误诊为泌尿系统感染的案例。本案于麻黄附子细辛汤中加木通、泽泻，取通阳利小便之意。近现代名医张锡纯也认为房事后少阴新虚，外感之寒凉由太阳直透少阴，寒邪深陷亦可兼见尿频、尿急、尿痛等症状，亦补仲景之未逮。

（三）梦中遗泄，复感寒邪

本病除可发作于房事之后外，遗精、手淫后感受风寒也可发病，其理同出一源。

江某，男，21 岁。于 1991 年 5 月 24 日前来就诊。

患者以"腹痛伴发热恶寒 3 日"为主诉由门诊拟以"胆道蛔虫症伴胆道感染"收住入院，查血常规正常。入院后予解痉、抗感染等治疗均不能缓解。遂邀余会诊，诊时患者拥被踡卧，面容痛苦，面色苍白，时作呻吟，自诉 3 日前半夜突感腹部拘痛，伴恶寒发热，周身骨节酸楚疼痛，嗣后腹痛加剧，辗转床榻，未曾稍停。余察其四末不温，舌淡，苔白，脉沉细微，追问病史，方知发病当夜曾有梦遗，醒后即发上症，悟为房事两感。

中医诊断为腹痛（肾阳虚证）。西医诊断为胆道蛔虫症。治宜温阳通脉，暖肾止痛。

处方：麻黄 6g，附子 10g，细辛 1.5g，干姜 6g，丁香 6g，枸杞子 10g，山药 30g。2 剂，水煎服，日服 1 剂。继服 2 剂，痊愈出院。

◆按：本案发病于初夏之时，患者于梦遗之后少阴新虚，复踹被裸卧，风寒所袭，直透少阴而发病。方中用麻黄逐表寒，附子解里寒，细辛通融表里之寒。少阴新虚，故加山药、枸杞子以补之，丁香、干姜助附子散寒止痛，药中肯綮，故效如桴鼓。

第七节　阳痿

阳痿一证，医者多以肾阳虚论治，张景岳即有"凡男子阳痿不起，多由命门火衰……火衰者十居七八"之说。然余在临床实践中发现，除命门火衰外，脾胃虚弱、肝气郁结、湿热下注导致的阳痿，亦不鲜见，遂根据多年临床体会，归纳四法，临证辨治，每每取效，特浅述如下。

（一）健脾益胃，独取阳明

本型多因素体脾胃虚弱，运化失职，宗筋失养所致。症见阳痿不举，面色苍白，面容憔悴，肢倦乏力，头晕心悸，脘腹胀闷，纳食无味，舌淡，苔白微浊，脉虚细。治宜健脾益胃，濡养宗筋。

陈某，男，41 岁。于 1990 年 10 月 10 日前来就诊。

患者自诉患慢性胃炎多年，曾中西杂投，始终未愈。近年来渐觉房事无力，终致痿而不举。诊见脘腹胀闷，嗳气频频，纳呆食少，面色萎黄，大便溏薄，舌淡，苔薄白，脉虚细。

中医诊断为阳痿（脾胃虚弱证）。西医诊断为性功能障碍。治宜健脾益胃，濡养宗筋。

处方：党参 15g，白术 15g，茯苓 10g，砂仁 6g（后入），法半夏 10g，陈皮 6g，肉桂 3g（研冲），淫羊藿 15g，仙茅 15g，甘草 3g。7 剂，水煎服，日服 1 剂。

二诊：患者神清，纳佳，凌晨阳事能举，但举而不坚。前方出入，加黄芪 30g、山药 30g、当归 10g，继服半月，复如常人。

◆按：《黄帝内经·素问》云："阳明者，五脏六腑之海，主润宗筋……故阳明虚则宗筋纵。"因而有"治痿独取阳明"之说。前阴亦为宗筋所聚，患者素体脾胃虚弱，宗筋失养，弛纵不收而致阳事痿软不坚。方以香砂六君子汤健脾养胃，佐肉桂、淫羊藿、仙茅助阳起痿，药证合拍，故收立竿见影之效。二诊加入黄芪、山药，意在加强健脾养胃之功；当归功可养血活血、通经活络，使脾胃健运、宗筋得养而阳痿自愈。

（二）疏肝解郁，调其情志

本型多因情志不遂，忧郁多思所致。症见阳痿不举，情绪忧郁不宁，长吁短叹，胸胁满闷，夜寐欠佳，舌红，苔薄白，脉弦。治宜疏肝解郁，调其情志。

林某，男，26 岁。于 1989 年 3 月 27 日前来就诊。

患者性格内向，忧郁寡欢，平日羞于接触异性，加之举债成婚，婚后即感阳事无能，遂意志消沉，惶惶终日。自诉口苦咽干，胸胁满闷。舌红，苔薄白，脉弦。

中医诊断为阳痿（肝郁气滞证）。西医诊断为性功能障碍。治宜疏肝解郁，调畅情志。

处方：柴胡 6g，茯苓 10g，白术 6g，白芍 15g，当归 6g，薄荷 6g，香附 10g，淫羊藿 15g，仙茅 15g。7 剂，水煎服，日服 1 剂。同时辅以精神疏导，并嘱其妻子多鼓励患者，以解除患者心理障碍。

二诊：服药 7 剂，诸症得减，阳事稍举；遂加用枸杞子、女贞子，调服月余，诸症消失，房事如意。

◆按：阴部乃肝经所绕，宗筋所聚，有赖肝血濡养；肝失疏泄，宗筋失养，作强不能故有阳痿。患者平素抑郁寡欢，肝郁气滞，肝失条达，方用逍遥散疏肝解郁、和营养筋。二诊加用枸杞子、女贞子二味，意在加强养肝、柔肝之力，使肝气条达，肝得濡养而宗筋壮、阳事举。方中淫羊藿经现代药理学研究证明有雄激素样作用，仙茅又称"婆罗门参"，顾名思义，补益之功同人参，《本草纲目》称仙茅益阳道、助筋骨。两者合用，世称"二仙汤"，既可温煦阳道，又可濡养宗筋。

（三）清热利湿，疏泄肝胆

本型多为肝胆湿热，流注下焦，宗筋弛纵所致。症见阳痿不举，胸胁胀闷，口苦耳鸣，小便赤涩，或感灼热，舌红，苔黄腻，脉濡数。治宜清热利湿，疏泄肝胆。

张某，男，45岁。于1987年5月18日前来就诊。

患者平素嗜酒，近年来自感阳事渐衰，终至痿软不用。迭经中西杂投，西医多以促性腺激素、睾丸素等；中医则以人参、白术、鹿鞭之类，非但无效，反增胸胁胀闷、口苦咽干、头晕耳鸣、睾丸坠胀不舒等症状。诊见舌红，苔黄浊腻，脉濡数。

中医诊断为阳痿（肝胆湿热证）。西医诊断为性功能障碍。治宜疏泄肝胆，清利湿热。

处方：龙胆10g，柴胡10g，黄芩10g，泽泻10g，生地黄30g，当归6g，车前子15g，枳壳6g，竹茹30g，甘草3g。10剂，水煎服，日服1剂。

二诊：舌苔渐化，口苦、胁痛、耳鸣亦减，阴茎已能勃起，但举而不坚。守上方，加苍术10g、砂仁6g，调服月余，诸症消失。

◆按：患者素喜饮酒，恣嗜肥甘，以致湿热蕴结肝胆。前阴乃宗筋所聚，肝主筋，湿热下注，宗筋弛纵则阳事痿，故用龙胆泻肝汤泻肝火、清湿热，配伍苍术、砂仁燥湿运脾。药证相符，故能奏效。

（四）温肾壮阳，益火之源

本型多由肾阳不足，命门火衰所致。症见面色㿠白，神疲，头晕，气短，腰膝冷痛，畏寒肢冷，小便清长，舌淡，苔白，脉沉细。治宜温肾壮阳以益火之源。

刘某，男，30岁。于1986年5月31日前来就诊。

患者以阴茎痿软，结婚3年未育就诊。自诉婚前有手淫史，婚后即阳痿，渐致性欲下降，伴神疲乏力，畏寒肢冷，小便清长，舌淡，舌边有齿痕，脉沉细。

中医诊断为阳痿（肾阳虚衰证）。西医诊断为性功能障碍。治宜温肾壮阳。

处方：淫羊藿15g，仙茅15g，巴戟天15g，当归10g，熟地黄10g，山茱萸10g，鹿角霜3g，肉桂6g，附子6g，甘草3g。7剂，水煎服，日服1剂。

二诊：阴茎稍能勃起，诸症均减。继续服药近1个月，房事正常。嘱以淫羊藿30g、仙茅30g、熟地黄60g、附子10g、肉桂10g，浸泡于30度1500ml高粱酒中，密封，3日后启封，每日2杯，常服。后其妻妊娠，产一男婴。

◆按：阳痿患者多由房事不节，肆情恣色，或频繁手淫，损伤肾阳所致，当峻补肾阳。然善补阳者必于阳中求阴，故于补阳药中佐补阴之品，使阳得阴助而能生化无穷。此亦峻补肾阳之要诀。患者终以淫羊藿等浸酒常服收功，盖医家有"淫羊藿得酒良"的说法，且制成药酒，饮用方便，可经常服用以巩固疗效，值得临床推广。

第八节 痛经

血瘀证在妇科疾病中占较大比重，正确掌握和使用活血化瘀法，是诊治妇科疾病的重要方法。几十年的临床实践使余深切地感受到这一点。现就活血祛瘀法治疗痛经，浅谈体会，不正之处，敬请指正。

痛经是一种自觉症状，以月经期间或经行前后腰腹疼痛为主症，且常伴眩晕、头痛、烦躁易怒、恶心呕吐、食欲不振等症状。早在1800多年前，张仲景就在《金匮要略》中记述了痛经的症状和治法："带下经水不利，少腹满痛，经一月再见者，土瓜根散主之。"可算得上是活血化瘀法治疗痛经的最早文献记载。

痛经的原因甚多，或因感受寒邪，邪气客于胞络，寒与血搏而致气血凝涩不畅；或因气滞血瘀，气不运血，经血阻于胞中而作痛；或因热盛伤阴，热与血结，阻滞脉道，血行不畅而致瘀血内阻；或因气血不足，血流不能充盈脉管，而致运行滞涩。虽然导致痛经的原因各异，但气血运行不畅，不通则痛，是共同的病机。

（一）气滞血瘀证

本型多因情志忧郁或七情所伤，导致肝气郁结、气滞血瘀。症见经前或经期乳房胀痛，小腹胀痛延及两胁，胀甚于痛，时痛时止，烦躁易怒，经色黯红，经血少而不畅，舌红或紫黯，脉弦。治宜疏肝理气、活血调经，选用丹栀逍遥散加减。药用牡丹皮、栀子、柴胡、当归、香附、枳壳、延胡索、川楝子之类。少腹冷痛，可酌加艾叶、吴茱萸；腹痛经量少、排出不畅，可酌加丹参、益母草；痛甚于胀，甚则痛如刀割，下血块则痛减，则为气滞血瘀之重型，应行气活血、化瘀止痛，予桃红四物汤合金铃子散加减，酌情选用当归、川芎、赤芍、香附、桃仁、红花、延胡索、丹参、砂仁等。

陈某，女，30岁。于1975年9月15日前来就诊。

患者数年来经行小腹胀痛，量多挟血块，胸胁不舒，烦躁易怒，腰酸，体倦神疲，四肢酸楚，心悸头晕，夜寐不宁，大便不畅。近日发现躯干、四肢出现紫癜，小如米粒，或大如铜钱。此次月经又将来潮，自觉小腹胀闷，牵连胸胁，腰膝酸楚，舌红，边尖有瘀点，脉左微弦、右沉细。

中医诊断为痛经（气滞血瘀证）。西医诊断为原发性痛经。治宜活血祛瘀，凉血止血，宁心安神。

处方：酸枣仁12g，牡丹皮6g，赤芍9g，白芍9g，玄参15g，生地黄

18g，阿胶珠 15g，当归 9g，茯苓 12g，延胡索 9g，桃仁 9g，甘草 3g。2 剂，水煎服，日服 1 剂。

二诊：月经来潮，腹痛减轻，经色黯红稍挟血块，经量较上次为少，紫癜亦见减退。守前方，8 剂，水煎服，日服 1 剂。紫癜全消，痛经亦从此消失，至今未见复发。

◆按：本例病情较为复杂，痛经且兼肌衄（血小板减少性紫癜），证虽两种，病理却一，皆为气滞血瘀、血热互结。瘀血内阻，血行不畅，不通则痛；瘀血阻滞脉络，邪热迫血，血不循常道而妄行，流溢肌表，发为紫癜。唐宗海曰："吐衄便漏，其血无不离经……总以去瘀为要。"故方中以活血化瘀的牡丹皮、延胡索、桃仁为君，佐以生地黄、白芍、玄参、阿胶珠、当归凉血止血和营，辅以酸枣仁、茯苓宁心安神，终克全功。

（二）寒凝血滞证

本型多为经期冒雨或洗浴冷水，寒凝下焦，客于胞宫，血为寒滞，运行不畅。症见经前或经期小腹冷痛，按之痛甚，经量少，色黯有块，四肢不温，舌边紫，苔薄白，脉沉紧。治宜温经散寒、理气化瘀，方以温经汤加减。药用当归、川芎、赤芍、吴茱萸、延胡索、香附、桂心、姜炭之属。

姚某，女，42 岁。于 1976 年 5 月 12 日前来就诊。

患者自诉痛经 12 年，每于行经前后小腹疼痛难忍，甚则痛如刀割，翻滚哭嚎，苦不堪言。虽经治疗，但效果不佳，且近年来症状有加重的趋势。余察其面色苍白少华，全身浮肿，形寒肢冷，胃脘胀痛，时常泛吐清水，经行不畅，色紫黯挟瘀块，舌淡有瘀点，苔薄腻，脉沉紧。

中医诊断为痛经（寒凝血滞证）。西医诊断为原发性痛经。治宜温经散寒，活血祛瘀。

处方：当归 12g，川芎 6g，赤芍 9g，香附 9g，炮姜 3g，延胡索 9g，茯苓皮 18g，砂仁 3g，丹参 15g，桂枝 3g。2 剂，水煎服，日服 1 剂。

二诊：畏寒、胃脘痛、泛吐清水显著减轻。药已中的，守前方，3剂，水煎服，日服1剂。

三诊：药后月经来潮，痛去十之八九，自觉神清气爽，数年未有，欣喜之状，自不待言。守前方，继服数剂，经净病除，至今未见复发。

◆按：本例痛经已历12年，辗转求治，均无良效，能在短期内获得良效，全凭正确辨证施治矣。脉证合参，本例当属寒凝血滞无疑，唯又兼挟中阳衰微，脾运不健，水湿为患，不能不予兼顾，故选用温经汤加减。方中除用当归、川芎、赤芍、丹参活血祛瘀调经外，又用香附、砂仁、延胡索理气活血止痛，桂枝、炮姜温经散寒，茯苓皮利湿消肿。其中炮姜一味，合桂枝温经散寒，合砂仁温中理气，实有一举两得之妙。

（三）气血虚弱、血流凝涩证

本型多见于平素气血不足或久病之后气血两亏、冲任俱虚、血海不足、血流凝涩不畅的患者。症见行经期间或经后少腹隐痛，绵绵不止，按之痛减，面色苍白，精神倦怠，心悸气短，懒言声低，纳差，月经量少且色淡质稀，舌淡，苔薄白，脉细弱。治宜补气养血、活血调经，当用八珍益母丸加减。药用党参、黄芪、当归、川芎、白芍、益母草、茯苓、熟地黄、香附等。

熊某，女，31岁。于1977年10月25日前来就诊。

患者自诉经前、行经期间小腹胀闷不舒，经后更甚，每次常连绵十余日不止，已历三载。此次月经已净1周，小腹仍隐隐作痛，按之则减，经色淡红，量少，质清稀，伴腰酸，睡眠欠佳。余观其面色少华，精神不振，语言无力，舌质淡，苔薄白，脉细缓无力。

中医诊断为痛经（气血虚弱证）。西医诊断为原发性痛经。治宜补益气血，活血调经。

处方：炒党参18g，炙黄芪15g，当归9g，川芎6g，香附9g，延胡索9g，茯神12g，远志6g，酸枣仁12g，杜仲12g。2剂，水煎服，日服1剂。

二诊：服药 2 剂后痛减，守前方，续服 2 剂。患者病久体弱，气血不可骤复，故嘱其于下次月经来潮前 5~6 天服本方，连服 4~5 日，连续服药 3~4 个月经周期。

◆按：气血虚弱，血海不足，血流凝涩，胞脉失养，故小腹隐痛，得按则减；气血两虚则面色少华，精神疲乏，语言无力，经色淡红，量少质清稀；舌淡，苔薄白，脉虚细弱亦是气血俱虚之象。方中当归、川芎、延胡索活血调经；党参、黄芪补气健脾；香附理气；远志、酸枣仁养血安神；杜仲补肾固带，合奏补益气血、活血调经之功。

总之，痛经不外寒热虚实之别，亦应据八纲辨证。"寒则温之，热则清之，虚则补之，瘀则消之"，这本是治疗大法，无可非议，然余临证，常酌以活血化瘀，盖"不通则痛"，因此痛经或多或少总有挟瘀。因此在考虑寒热虚实不同而分别采用温清补消诸法的同时，还应注意配合选用一些活血祛瘀的中药，如当归尾、牛膝、桃仁、红花、蒲黄等。血瘀的形成又和气密切相关，如巢元方所说："血之在身，随气而行，常无停积。"气机畅行，血脉流通，则痛经自除，因此调气药的选用，亦属重要。临床上余常选用香附、砂仁、木香、青皮、陈皮、乌药、延胡索等。尤其是香附一药，善理血中之气，为"气中之血药"，古今均视为妇科要药。明代楼英云："余每治经不调者，只一味香附研末作为丸服亦百发百中。"清代李梴也赞香附为"妇人之仙药"。余在临床上治疗经痛时尤喜用之，随证加减，常收良效。

第九节　闭经

《妇人经脉门》云："妇人经闭有有余、不足二证，有余者血滞，不足者肝伤。"可见闭经的原因不外乎虚实两种。虚者阴血不足，血海空虚，无血可下；实者气滞血瘀，寒湿阻滞，血不得下。《黄帝内经·素问》云："月事不来者，胞脉闭也。"又云："病名血枯，此得之年少时，有所大脱血，若醉入房中，气竭肝伤，故月事衰少不来也。"这指的就是血虚所致的闭经。张仲景云："妇人经水不利下，抵当汤主之。"又云："妇人经水闭不利，脏坚癖不止，中有干血，下白物，矾石丸主之。"这指的就是瘀血内阻导致的闭经。

临床上，据余观察，血瘀较血枯更常见。清代著名的血证专家唐容川在多年临床观察中发现："闭经诸证，总是瘀血阻滞其气。若无瘀血，则经自流通，安行无恙，何缘而错杂变乱哉。凡此之类，故总以祛瘀为要……王清任血府逐瘀汤、膈下逐瘀汤皆宜。瘀血之甚者，非仲景土瓜根、下瘀血等汤不治。"唐容川强调瘀血内阻是闭经的重要原因。

（一）气滞血瘀证

本型多由肝郁不舒，气机阻滞，血瘀不行，冲任不通所致。症见抑郁烦闷，胁肋胀痛，小腹作胀，重按更甚，舌见瘀点，脉沉弦或弦涩。治宜理气活血、祛瘀通经，方选血府逐瘀汤加减。药用桃仁、红花、当归、川芎、赤芍、乌药、牛膝、丹参等。若偏气滞，应加重理气之品，酌减活血祛瘀之桃仁；若偏血瘀，可酌加泽兰等；若病久体虚，不堪攻伐，又宜兼顾正气、扶正祛邪。

孙某，女，23岁。于1977年5月10日前来就诊。

患者月经素来正常，6个月前经行之际洗浴冷水，以致经闭不行，现精神郁闷，心烦易怒，胸胁胀痛不舒，小腹胀痛，舌边紫，脉沉弦涩。

中医诊断为闭经（气滞血瘀证）。西医诊断为闭经。治宜疏肝理气，活血化瘀。

处方：当归9g，川芎6g，赤芍9g，生地黄12g，红花4.5g，延胡索9g，青皮4.5g。2剂，水煎服，日服1剂。

二诊：服药2剂后小腹胀痛锐减，胸胁转舒，诸恙均减。前方减延胡索加泽兰6g，6剂，水煎服，日服1剂。

三诊：月经来潮，色黯紫挟血块，胸胁、小腹疼痛消失，精神转舒，诸症俱瘥。唯纳少神疲，胃脘不适，嘱以归脾丸调服而愈。

◆按：经期易受寒湿之邪，寒凝经闭，然就诊时已无寒湿内阻之象，而纯系气滞血瘀之象，系寒湿蕴久化热，与血互结而致，遂投桃仁四物汤加香附、青皮、延胡索等，遵古人"调经先理气"之说，于祛瘀同时又理气分。药证合拍，故取速效。

（二）寒湿凝滞证

本型多由经期冒寒受冷，寒邪趁虚客于冲任，血为寒凝，滞于血海；或素体阳虚，下元虚冷，寒湿凝滞于冲任，经脉不行。症见经闭不行，面青肢冷，小腹冷痛，胸闷恶心，大便不实，带下量多，苔白，脉濡缓或弦紧。治宜温经散寒、燥湿化浊、祛瘀通经，方选温经汤加减。药用当归、川芎、赤芍、红花、桂心、吴茱萸、香附、苍术、白术、茯苓等。寒湿凝滞证，临床并不少见，选温经汤加减，能温经脉、通血滞、化湿邪，辨证准确，疗效甚佳。

黄某，女，25岁。于1976年7月前来就诊。

去年6月，适逢患者经行之际，因劳动后洗浴山涧水，当天即微恶寒，小腹拘痛，经量骤减。翌日，经水点滴不行，其后数天恶寒渐退，唯身疲乏力，经水亦不复再来。其时不以为意，遂酿成闭经，至今已年余。症见面色苍白，小腹冷痛，四肢麻木不温，胸闷不舒，泛呕冷水，舌质淡，苔白，脉左细缓、右沉紧。

中医诊断为闭经（寒湿凝滞证）。西医诊断为闭经。治宜温经散寒，燥湿化浊，祛瘀通经。

处方：苍术4.5g，白术4.5g，半夏6g，茯苓12g，香附9g，川芎4.5g，当归9g，牛膝9g，桂枝4.5g，牡丹皮6g，丹参15g，赤芍6g，白芍6g，炙甘草2g。8剂，水煎服，日服1剂。月经来潮，痛经愈。

◆按：患者经期洗浴山涧水，致使寒湿之邪滞着下焦，血为寒凝，经闭不行，故取温经汤加减治疗，终收良效。本例与前例似同然实非，虽同起病于经期冒受寒湿，但一寒一热，症状迥异。所以治疗上采取不同的方法，却同样取得了通经的效果。这也体现了中医学"同病异治"的特点。

总之，闭经总因胞脉滞涩，或痰湿内阻所致。临证应辨证施治，若以多瘀而一味通经，或以血枯而妄用滋腻，均非所宜。同时还须细辨早孕及闭经，不可误诊。若将早孕停经误诊为闭经而予以通经，势必伐伤胎元；反之，如果将闭经误诊为早孕停经而妄投安胎之品，也会养病遗患。临证不可不慎矣！

第十节　不孕

女子婚后 1 年以上，未采取避孕措施且配偶无病而不受孕者，或原已生育、流产后又 1 年以上不孕者，称为不孕。不孕原因颇多，诸如肝肾亏虚、脾弱不运、肝郁气滞、痰湿阻滞等，相应施以温肾益血、健脾养胃、疏肝解郁、燥湿化痰等治法，临床上常用活血祛瘀法治疗。吴谦有识于此，在《医宗金鉴》"调经门"中主张"女子不孕之故，由伤其任、冲也……或因宿血积于胞中，新血不能成孕，或因胞寒胞热，不能摄精成孕，或因体盛痰多，脂膜瘀塞胞中而不孕。皆当细审其因，按证调治，自能有子也"。吴谦把瘀血导致的不孕摆在首位，给予较大的关注。不过真正在临床上得心应手运用活血祛瘀法治疗不孕的医家，还要首推王清任。王清任所创的"少腹逐瘀汤"，可以治疗冲任寒凝、瘀血内阻导致的痛经、慢性盆腔炎、肿瘤等，同时也常用于治疗不孕。《医林改错》记载："更出奇者，此方种子如神，每经初见之日吃起，一连吃五付，不过四月必成胎……余用此方，效不可以指屈。"此话一点不假，临床上因瘀血内阻胞宫所致之不孕，诸法不效，然采用活血化瘀法常可收意外的效果。余曾验治十余例，其中一例不孕长达 19 年，百医无效，经余治疗一段时间后，竟妊娠得胎，因而益信古人之言不谬。

瘀血内阻胞宫所致之不孕，临床表现为月经不规律，腹痛拒按，下血块，量少，舌红或有紫纹，脉弦涩或弦紧，法当活血化瘀，方选少腹逐瘀汤或血府逐瘀汤加减。常用中药有当归、赤芍、白芍、川芎、红花、桃仁、生地黄、香附、枳壳、柴胡、牛膝、丹参等。

病案1

林某，女，28岁。于1976年8月15日前来就诊。

患者自诉结婚8年未孕，爱人身体健康，婚后夫妻感情融洽，唯多年未育，深以为憾。素来月经不规律，经期前后少腹疼痛，下血块后腹痛减轻，腰酸体倦，胸胁不舒。曾在福建省妇幼保健院检查，诊断为双侧输卵管不通。行输卵管通液术3次及其他治疗均无效。今由其他医生介绍前来就诊。诊见舌质红，舌边有瘀点，苔薄白，脉细涩。

中医诊断为不孕（气滞血瘀证）。西医诊断为原发性不孕。治宜活血祛瘀。

处方：当归12g，炒白芍9g，赤芍9g，川芎6g，桃仁9g，香附9g，红花4.5g，泽兰6g，牛膝9g，枸杞子12g，丹参15g，茯苓12g。2剂，水煎服，日服1剂。

二诊：服药2剂后月经来潮，先是一阵腹痛，下血块甚多，后腹痛顿减，腰酸体倦亦好转。守前方，继进2剂，水煎服，日服1剂。

三诊：患者再度来诊，痛经下血块较多，诸症均有好转。今唯感身疲欲寐，恶心欲呕，食欲不佳，余无他苦。患者舌红，苔薄白，脉弦滑有力，尿妊娠试验阳性。业已怀孕，后举一男，不胜欢喜。

◆按：患者结婚8年，未曾生育，虽经中西医多方调治，未获效。自云打针服药，若以筐装，可挑数担。今辨证为瘀血内阻于胞宫之证，病机为气机不畅、瘀血内停，因此仅仿王清任血府逐瘀汤之意加减，而未用全方。这也提醒我们学习古人经验，贵在学习辨证立法，而不拘泥于一方一药之功用。

病案 2

林某,女,28岁。于1970年5月10日前来就诊。

结婚6年未孕,月经先后不定期,经行小腹闷痛不舒,按之痛甚,量少挟血块,伴心悸头晕,郁郁寡欢,夜寐多梦,胸胁闷痛,腰部酸痛,倦怠无力,纳差。曾被福建省某医院妇产科诊断为双侧输卵管不通、原发性不孕。经输卵管通液术等治疗2年无效。诊见舌红、边有紫纹,苔薄白,左脉微弦、右脉细缓。

中医诊断为不孕(气滞血瘀证)。西医诊断为原发性不孕。治宜活血祛瘀,佐以疏肝解郁。

处方:当归12g,赤芍18g,白芍18g,川芎6g,红花6g,桃仁12g,生地黄15g,香附9g,枳壳6g,柴胡4.5g,牛膝12g,枸杞子15g,丹参12g,桔梗4.5g,炙甘草3g。2剂,水煎服,日服1剂。

二诊:2剂服毕,月经来潮,腹痛稍减,胸胁闷痛亦见好转,夜寐转佳。守前方加减,续服3剂。

后又嘱其每逢月经来潮连续服药数剂,持续治疗几个周期,前后共服药十余剂。不久怀孕,举一男,后又连生二女。

◆按:本例患者虽也是双侧输卵管不通、原发性不孕,但从中医辨证来看,与上一病例不尽相同。本例除临床表现为瘀血阻滞外,尚有肝气不舒、肝失条达之象,而以胸胁闷痛、夜寐多梦、郁郁寡欢、心悸、头晕等表现较为突出。因此选用血府逐瘀汤加减,以方中之桃红四物活血祛瘀,牛膝破血下行,四逆合香附疏肝解郁、调理气机。

第十一节 产后外感

妇人产后,阴血骤虚,阳易浮散,且多瘀血内阻,因此具有"多虚多瘀"

的特点。王肯堂云："产后以大补气血为先，虽有杂证，以末治之。"与张子和的"产后慎不可作诸虚不足治之"，虽是两种对立的观点，但由于讲到了问题的不同方面（一讲血虚，一讲血瘀），因此都有一定的临床价值。临床上应审证求因，既着眼于虚，又着眼于瘀，不应偏执一家之言。

洪某，女，24岁。于2013年1月11日前来就诊。

产后十余日，患者不慎感寒，身热微恶风寒，腹痛拒按，恶露不畅、挟血块，纳食无味，舌红，苔白，脉浮细。

中医诊断为产后外感（风寒束表证）。西医诊断为产褥期感染。治宜祛瘀散寒。

处方：黑荆芥4.5g，黑山楂12g，当归9g，酒川芎6g，桃仁9g，姜炭3g，延胡索9g，益母草15g，炙甘草3g。2剂，水煎服，日服1剂。

二诊：服药2剂后，恶寒发热得解，饭食能进，恶露稍畅，腹痛已减轻。守前法加减，加炒蒲黄9g、炒五灵脂9g，2剂，水煎服，日服1剂。

◆按：产后感寒，寒邪袭表，故身热微恶风寒，寒邪内闭胞宫，气血凝滞，因此腹痛拒按，恶露涩少。方用生化汤加祛瘀止痛之延胡索、益母草、黑荆芥之属。因产后多虚，故将荆芥炒黑，一除其发表太过之弊，二扬其入血分之功。其中山楂一味，朱丹溪以其煎汁，入砂糖、童便，治疗产后腹痛，名曰"独圣散"。今合以益母草、延胡索、川芎、当归之属，其功更著。

第十二节 产后恶露不绝

瘀血内阻是产后恶露不绝的原因之一。瘀血不尽，蓄于胞宫，阻碍新血不得归经，则症见恶露淋漓不绝，量少色紫黑，挟血块，少腹疼痛拒按，舌质紫黯，脉弦涩或弦实。宜行血化瘀，瘀血去，血得循常道而行，则恶露自止。方用生化汤加减，药用当归、川芎、桃仁、炮姜、黑蒲黄、酒炒五灵脂等。

若腹痛严重，可随证选用黑楂炭、延胡索炭，血止后可用八珍汤加海螵蛸补虚摄血以善其后。

林某，女，24岁。于1976年3月7日前来就诊。

患者产后已一个多月，恶露仍然淋漓不止，量少，色紫挟血块，小腹痛而拒按，胸腹胀满不舒，纳食无味。舌质红，舌边紫，脉沉涩。

中医诊断为产后恶露不绝（气滞血瘀证）。西医诊断为晚期产后出血。治宜活血祛瘀。

处方：当归12g，川芎6g，桃仁9g，炙甘草3g，姜炭2g，黑山楂12g，泽兰3g，延胡索9g，益母草15g。4剂，水煎服，日服1剂。

二诊：服药4剂，诸恙大减，纳食增进，守前方，2剂，水煎服，日服1剂。

三诊：恶露已净，诸恙均除，唯昨日不慎感寒，症见恶寒、头痛、身痛。守前方，加黑荆芥3g，服7剂而愈。

◆按：产后恶露不绝也当辨别虚实。虚者产时伤其气血，冲任虚损不足，不能收摄，法当补气摄血。实者瘀血内阻，新血不得归经，故恶露淋漓不绝，腹痛拒按，治宜活血行瘀，通因通用。若见下血，而妄投补虚摄血之品，则病无愈日。

第十三节　产后血晕

关于产后血晕，唐容川有训在前："有下血过多而晕者属虚……有下血少而晕者，乃恶露上抢于心，心下满急，神昏口噤，绝不知人，法当破血。"辨证要点为虚者恶露量多，实者瘀血内停则恶露量少；虚者必兼心悸、肢冷、面色苍白、冷汗淋漓、脉细微或浮大而虚等症状，而实者当有小腹疼痛拒按、气粗喘促、牙关紧闭、面色紫黯、唇舌紫黯、脉涩等症状。虚者当补益气血，宜当归补血汤加减；实者当行血祛瘀，宜夺命散加减（没药、血竭、川芎、当归、泽兰、延胡索等）。这两种产后血晕，临床上仍以瘀血导致的为多见。所以傅青主治疗血晕统以生化汤投之，只是虚甚、形脱脉脱者在生化汤中加人参，名曰参加生化汤。

李某，女，25岁。于1970年8月4日前来就诊。

患者家属代诉：产妇分娩后，恶露很少，纳食不佳。产后数天，突感头晕，目眩眼花，小腹阵痛，心下满闷，不能起坐，后渐发展至神识昏迷，痰涌气急，牙关紧闭。因病情危急，医院建议转至福州治疗，但家属虑其不胜路途颠簸，乃邀余诊视。

中医诊断为产后血晕（气滞血瘀证）。西医诊断为产后出血。治宜逐瘀行血。

处方：当归12g，川芎6g，黑姜炭2g，桃仁9g，炙甘草2g，延胡索6g，黑荆芥3g，半夏3g，桔梗3g，茯苓9g，山楂炭12g。1剂，水煎服。

二诊：昨日服药约2h后下紫黑血块甚多，神识渐清。守前方，3剂，水煎服，日服1剂。产妇神识转清，小腹痛瘥，诸症均减，后以生化汤加人参调服而愈。

◆按：本例为瘀血挟痰浊上抢于心而致之血晕。方中当归、川芎和血活血；桃仁、延胡索逐瘀止痛；黑荆芥理血祛风；黑姜炭、山楂炭温经止痛；茯苓、半夏、桔梗化痰开窍。全方具活血祛瘀止痛、化痰开窍之功效。药证合拍，故力挽危症。

第十四节　癥瘕

癥瘕又称积聚，虽然男女皆有，但以女子多见。瘕为气结，是患者的一种自觉症状，时有时无，时聚时散。癥为血结，腹部可以摸到包块，坚硬不移，固定不散。但因癥与瘕关系密切，往往由瘕致癥，不可截然分开，因此临床上又将癥瘕并提。

癥瘕主要由气郁血阻、瘀血内停而成。王清任云："结块者，必有形之血也。血受寒，则凝结成块，血受热，则煎熬成块。"《黄帝内经·灵枢》载："石瘕生于胞中，寒气客于子门。子门闭塞，气不得通，恶血当泻不泻，衃以留止，日以益大，状如怀子，月事不以时下。"这指的就是寒凝胞宫，恶血停留，日积月累结成癥瘕。临床上多见腹部积块固定不移、痛如针刺、按之更甚，烦躁易怒，午后潮热，口干溲赤，四肢麻木，月经紊乱，舌见紫纹，苔薄黄，脉弦涩。治宜活血散结，破癥消积，取王清任膈下逐瘀汤加减。药用五灵脂、当归、川芎、桃仁、牡丹皮、赤芍、乌药、延胡索、甘草、香附、红花、枳壳等。

林某，女，41岁。于1973年7月15日前来就诊。

患者停经约2个月，昨日突发左下腹疼痛，后转为肛门处坠痛，小便后疼痛更甚。带下呈淡红色、条状。6月22日曾有少量出血，一日即消失。患者孕四产三，末次小产约在1年半以前。妇科检查见子宫前屈，大小正常，右后穹窿可触及不规则包块，质较硬，可移动，压痛明显，波动感不显著。妇科拟诊为陈旧性异位妊娠，收入病房观察，并请中医会诊。

下腹部持续性钻痛已20余日，近来转为阵痛，发作时痛如针刺。自觉右下腹有一肿块，拒按。曾有阴道出血、量少、鲜红挟块，带下粉红挟白。症见体倦神疲，纳食不香，小便短赤，溺时痛引小腹，恶寒发热，午后尤甚，舌红，苔薄黄腻，脉弦数带涩。

中医诊断为癥瘕（气滞血瘀证）。西医诊断为陈旧性异位妊娠。治宜理气行滞，活血祛瘀。

处方：制乳香6g，制没药6g，丹参15g，赤芍9g，桃仁12g，延胡索9g，川楝子9g，牛膝9g，绵茵陈15g。3剂，水煎服，日服1剂。

二诊：药后恶寒发热已除，小腹疼痛大减，带下减少，色已不红，但时感头痛。病情已有转机，前方出入，去绵茵陈，加川芎 9g、当归 12g。3 剂，水煎服，日服 1 剂。

三诊：妇科检查见肿块已缩小，食欲改善，唯小腹仍时感胀闷不舒，再从前意，拟方 5 剂，水煎服，日服 1 剂。

四诊：妇科检查未见肿块。唯仍时感小腹胀痛，身疲肢乏。病去十之七八，元气受损，乃嘱以山楂 15g、丹参 15g，煎汤代茶饮，以善其后。此亦符合"大积大聚，其可犯也，衰其大半而止"之理。

◆按：癥瘕一病，治疗当以理气行滞、活血破瘀为主。本例治疗上宗王清任膈下逐瘀汤之意，重用赤芍、桃仁、川芎、牛膝以活血逐瘀；配延胡索、川楝子、制乳香、制没药行气止痛，且增强逐瘀之力；加丹参化瘀，又可顾及正气。初诊时患者午后发热恶寒，故添绵茵陈以除肝胆之郁邪，临床上余每于恶寒发热、舌苔黄腻之时，添绵茵陈一味，屡收良效。本案终以丹参、山楂煎服代茶饮，善后收功。

活血祛瘀一法，近年来应用甚广，以之治疗宫外孕等，多有报道。本例西医称为"陈旧性宫外孕"，余根据中医辨证，诊为癥瘕。采用活血祛瘀法治疗，短短十来天就使包块消散，取效之迅疾，出乎意料。

第十五节　胃脘痛

糜烂性胃炎多责之饮食不节，饥饱失调，属于中医学"胃脘痛"的范畴。消糜汤乃以张景岳玉女煎加减而成，而玉女煎原是张景岳为胃热阴虚、胃火上炎所致之烦热干渴、头痛牙痛、牙龈出血而设。今人有以消糜汤治疗胃火内炽、胃阴受灼引起的口腔黏膜糜烂，常收良效。余受此启发，以消糜汤加减治疗胃脘痛。自拟消糜汤：石膏 30g（先煎），知母 10g，生地黄 30g，麦冬10g，黄连6g，吴茱萸3g，丹参10g，白及30g（杵细），蒲公英30g，甘草3g。水煎2次，早、晚餐前1h服，日服1剂。可随症加减，糜烂面多发，见嘈杂疼痛明显，加金银花、延胡索；出血较严重者，加仙鹤草；嗳气泛酸严重者，加海螵蛸；脾胃气虚者，见疲乏、便溏，去麦冬，加白术、黄芪。

胡某，男，49岁。于1977年4月3日前来就诊。

患者6年前因工作劳累，饮食不节，致无规律胃脘胀痛，食欲减退，身体日见消瘦。2年前于某医院行胃镜检查，提示胃窦部萎缩性胃炎、十二指肠炎。曾服用香砂六君丸及中药煎剂等，症状时好时发。近日来出现胃脘部嘈杂泛酸，隐隐刺痛，胀闷不舒，纳呆食少，口臭，时感恶心，神疲乏力，舌质红，苔薄白，脉弦细。胃镜检查：胃窦部浅表萎缩性胃炎，胃小弯侧见2~3处糜烂，十二指肠前壁见点状糜烂面。幽门螺杆菌（++）。

中医诊断为胃脘痛（肝胃郁热证）。西医诊断为糜烂性胃炎。治宜滋阴养胃，活血止痛。

处方：石膏30g（先煎），知母10g，黄连6g，白及30g（杵细），生地黄30g，吴茱萸3g，丹参20g。14剂，水煎服，日服1剂。

2个月后复查胃镜，胃及十二指肠糜烂面消失，胃窦部黏膜红白相间，以红为主。病理诊断为胃体、胃窦部浅表性胃炎。

◆按：方中石膏、知母清胃热、泻胃火；生地黄滋阴凉血清热；黄连、吴茱萸辛开苦降，善治脾胃郁热、胃脘痛、泛吐酸水，且对幽门螺杆菌有强大杀灭作用；丹参一味，功擅去瘀生新、活血凉血，能改善胃黏膜之微循环，促进炎症细胞修复；白及凉血养阴止血，其水溶物对胃黏膜有吸附作用，能形成一层保护膜，阻止胃蛋白酶对上皮细胞的进一步损害，止血效果优于吸收性明胶海绵，对黏膜糜烂伴出血者疗效甚佳。诸药合用，对糜烂性胃炎有独特疗效。

第十六节 慢性泄泻

慢性泄泻多病程缠绵,反复发作,多以脾肾阳虚为辨证要点,治宜温肾健脾。余根据多年临床观察,认为慢性泄泻绝非单纯脾肾阳虚,其间有因邪实积滞、木郁侮土、脾阴亏虚、肠络瘀阻等所致,不可不辨。

(一)邪实积滞,传化失司

陈某,男,32岁。于1985年5月26日前来就诊。

泄泻年余,每日2~4次,伴下腹胀痛,泻后痛减,曾多处投医,有诊为慢性结肠炎,用抗菌消炎诸法,初似有效,后泄下如初。前医或清泻肠热,或温脾理气,均未奏效。自诉疲乏形寒,四肢不温,纳差,症见面色黯滞,口干舌燥,小便红赤,少腹压痛明显,舌质红,苔厚浊,脉细滑搏指有力。

中医诊断为慢性泄泻(肠腑积滞证)。西医诊断为慢性结肠炎。治宜通腑导滞,消补兼施。

处方:枳实10g,白术15g,槟榔10g,木香6g,大黄10g,竹茹20g,甘草3g。3剂,水煎服,日服1剂。

二诊:药后泻下2次,量多,状如酱渣,自觉神清、纳增,腹痛大减,浊苔见退。上方减大黄、枳实、槟榔为6g,加山药30g、芡实30g,再服5剂,大便转溏,每日1次,腹痛消失。继以理气健脾之剂调理,重获健康。

◆按:本例患者虽见形神衰惫、倦怠无力、四肢不温、纳食乏味等正气已伤之象,但其少腹压痛明显,泻后痛减,舌红,苔厚浊,脉细滑搏指有力,属邪实积滞未消、传化失司之候,妄投补涩,或一味清肠止泻,必蹈虚虚实实之误。故先投通腑导滞之剂,使邪去正安,后健脾理气,徐图康复。

(二)木郁侮土,脾失健运

黄某,女,37岁。于1988年6月1日前来就诊。

患者自诉泄泻反复发作多年,每日3~4次,每于凌晨即肠鸣腹痛,坠迫欲泻,时刻难忍,泻后痛减,且伴疲乏纳差、嗳气频频。询其所服方药,多为四神、理中之类,未效。细询病情,方知泄泻多于经期及情绪波动时发作,且伴胸胁满闷不舒、喜太息。平日症状较轻,仅见大便溏薄。舌质红,苔薄,脉细弦。

中医诊断为慢性泄泻(肝郁脾虚证)。西医诊断为慢性结肠炎。治宜疏肝理气,健脾止泻。

处方:柴胡 6g,茯苓 12g,白术 20g,陈皮 6g,白芍 10g,香附 10g,黄连 10g,牡丹皮 6g,薄荷 6g。3 剂,水煎服,日服 1 剂。

二诊:服药 3 剂后,胸闷胁胀得减,泄泻已除,唯大便仍溏薄不成形,上方加砂仁 6g,再服 3 剂,大便成形,嘱其每于经前 3 天服上方 3 剂,并调其情志,半年后随访,未见复发。

◆按:黎明泄泻,一般多责之肾阳虚衰,药用温补。殊不知乙癸同源,黎明时分既为肾阳虚衰之时,又值风木当旺之际,肝木极易侮土。此患者泄泻多于经期及情绪波动时加剧,且伴少腹疼痛、泻后痛止、胸胁胀满、食少嗳气、喜太息、舌红、脉细弦等,系肝失条达、木不疏土之证,而非脾胃阳虚之候,不加细辨,妄投温阳,药证自不相符,投疏肝泄木,健脾和胃,药证合拍,故效果显著。

(三)脾阴亏损,升降失常

陈某,男,38 岁。于 1986 年 7 月 12 日前来就诊。

患者泄泻半年,屡投苦寒燥湿乏效,改用健脾理气无功。遂由友人介绍前来就诊。辰下大便每日 3~4 次,便后不爽,量少质稀无黏液,纳呆食少,口干不喜饮,午后亢热,烦躁易怒,五心烦热,小便短赤,舌质红,苔中剥、边黄薄干,脉细数。

中医诊断为慢性泄泻(脾阴不足证)。西医诊断为慢性结肠炎。治宜补脾益阴,调理肠腑。

处方:山药 30g,沙参 10g,玉竹 10g,木瓜 10g,白扁豆 12g,乌梅

10g，黄精 12g，黄连 4.5g。5 剂，水煎服，日服 1 剂。

二诊：服药 5 剂后症状改善，大便每日 1 次，但仍便溏、口干，上方加薏苡仁 30g、太子参 10g，调理月余而愈。

◆按：本例初服苦寒燥湿，又投健脾理气无效，其腹泻，量少不畅且伴纳呆、腹胀、心烦口干、舌红、苔中剥、脉细数等，显属脾阴受损、运化无权之候。故效法吴鞠通"欲复其阴，非甘凉不可"之说，投甘凉濡润、补益脾阴之品。药证相符，自收立竿见影之效。

（四）肠络瘀阻，泌别失司

方某，男，28 岁。于 1981 年 11 月 3 日前来就诊。

自诉泄泻数年，每于晨起即感腹痛难忍，尤以左下腹压痛明显，痛有定处，泻下水样便，挟带黏液，伴里急后重，日复一日，少有停歇。曾多方求治，所用之药不外四神、理中、香砂、脏连之类，唯效果多不明显。诊见面色黧黯，舌尖大片瘀斑，脉弦细。

中医诊断为慢性泄泻（脾虚瘀阻证）。西医诊断为慢性结肠炎。治宜健脾止泻，活血化瘀。

处方：白术 10g，砂仁 6g，当归 10g，赤芍 10g，川芎 10g，香附 10g，红花 6g，桃仁 6g，枳壳 4.5g，甘草 3g。5 剂，水煎服，日服 1 剂。

二诊：服药 5 剂，泄泻止，诸症减。上方出入半月，终以健脾养血之归芍六君子汤加减调理得愈。

◆按：王清任曾在《医林改错》膈下逐瘀汤条下载："泻肚日久，百方不效，是总提瘀血过多，亦用此方。"久泻不止，伤血滞气，肠络瘀阻，传导失司，至泌别清浊功能失职，因而泻下稀薄，每日晨泻 3~5 次。王清任主张用膈下逐瘀汤治之，使"血活津门无挡，水出泻止"。本例病程日久，晨起泄泻伴腹痛、压痛明显，痛有定处，舌质红、边见大片瘀斑，面色黧黯，显属瘀血内阻之候，故以膈下逐瘀汤加减得效。

第十七节　痢疾

痢疾多以清热解毒、清肠止痢收功，然亦有用解表发汗取效，即所谓逆流挽舟法。逆流挽舟法为清代喻嘉言所创，是以人参败毒散治疗外感痢疾的一种方法。

陈某，男，46 岁。于 1983 年 7 月 5 日前来就诊。

患者于 2 日前因天气骤变，不慎感寒，发热寒战，头痛身痛，无汗，下痢，每日 10 余次。曾服香连丸等未愈。今发热恶寒仍存，头痛，身痛，无汗，下痢挟带黏冻，少腹拘痛，舌红，苔薄白，脉浮数。

中医诊断为痢疾（外寒内湿证）。西医诊断为慢性结肠炎。治宜疏风散寒，化湿止泻。

处方：荆芥 9g，防风 9g，独活 9g，柴胡 6g，枳壳 6g，黄连 6g，黄芩 9g，甘草 3g。3 剂，水煎服，日服 1 剂。患者服 1 剂后汗出热退，下痢次数大减；服 3 剂后，诸症均除。

◆按：此例显由外感挟痢、邪气内陷所致，以木香、黄连等清肠止痢无效，当遵逆流挽舟法，取人参败毒散加减，因卫表未虚，含人参不用。陈修园对喻氏此法推崇备至，曾云："喻嘉言最重此方，令微汗则阳气升，而陷者举矣。此法时医不讲，余每用此方加陈仓米四钱，或加黄芩、黄连，屡用屡效。"实为经验之谈。

第十八节　呃逆

旋覆代赭汤，乃仲景一名方，原方为伤寒汗吐下后表解而中阳受损，痰饮内聚，胃气上逆，噫气不除而设，有补虚镇逆之功效，但非治呃之通方，呃逆岂能通用旋覆代赭汤！

谢某，女，42岁。于1989年2月15日前来就诊。

患者因呃逆频作，求治于余，自诉每日饮食后即觉咽中有气上冲而声声作呃，不能自已，每次发作持续5~20min，查其诱因，缘由四月前某日暴食之后先觉胃脘痞闷，续则呃逆连声，初时只在饱食后发作，渐发展至仅饮水一二口亦不能免。患者苦于呃逆，饮食皆废。诊见面色苍黄，声低息微，纳食无味，舌红，苔白微黄，脉弦。

中医诊断为呃逆（胃虚气逆证）。西医诊断为膈痉挛。治宜和胃降逆，健脾理气。

呃逆原为胃气上逆而致，其人久呃，又见面色苍黄，声低息微，胃虚似当无疑，遂投旋覆代赭汤2剂加减，水煎服，日服1剂。

二诊：患者服药后更觉胸脘胀闷，呃逆未减。

处方：半夏9g，橘皮6g，竹茹15g，钩藤15g，白芍10g，丁香3g，甘草3g，生姜汁120ml（冲服）。2剂，水煎服，日服1剂。

三诊：患者来诊，自言药后诸症消失，数天来均未发作，为巩固效果，故又来诊。效不更方，前方继进3剂，药后患者来告，得病后服药六七十剂，均未见效，今竟数剂而愈，不胜欣喜。

◆按：因念患者既有胃虚气逆之表现，何以投旋覆代赭汤无效，思之再三，豁然醒悟。盖患者四月前暴饮暴食，致食滞中脘，脾运失司，食停为饮，饮聚中焦，故见胃脘痞闷，饮食无味，脉弦等。患者四肢倦怠，声低息微，乃饮邪内阻、阳不外达之故，看似胃虚，实为邪盛。今食入则引动停饮，胃气上冲而呃逆连声，此其时，当以理气化饮为主，非旋覆代赭汤所能及，遂处以生姜半夏汤加味。

第十九节 癫病

陈某,男,43岁。于1977年12月6日前来就诊。

患者因经济问题受审查,不久精神失常,家属求治于余,代诉症状曰:"已五六日彻夜不眠,自叹自语,或默默流泪,或傻笑无度,口苦咽干,不思饮食。数日来连服氯丙嗪等无效。"

中医诊断为癫病(痰浊阻窍证)。西医诊断为精神失常。治宜豁痰开窍。

处方:枳壳9g,茯苓9g,化橘红4.5g,半夏6g,竹茹18g,胆南星3g,石菖蒲9g,黄连9g,朱砂2g,大黄12g。5剂,水煎服,日服1剂。服药时加竹沥汁1瓶(5ml)兑服。

二诊:其子来告,药后不久即昏昏入睡,唯醒来神志症状依旧。

处方:枳壳9g,化橘红4.5g,远志6g,竹茹18g,胆南星3g,石菖蒲9g,黄连9g,朱砂3g,大黄9g,犀角12g。5剂,水煎服,日服1剂。服药时加竹沥汁1瓶(5ml)兑服。

三诊:服药后下污秽大便,腥臭异常,症状无改善。因思此症非数剂所可速效,亦不以为意,再予前方14剂。

四诊:家属告之,近日服中药后似效未效,时作昏睡,神识更觉迷蒙。余遂径往其家诊视,诊见其精神疲惫,情志郁郁,默默不言,问而不答,脉数疾(122次/分)而弦,舌红,苔薄黄。观其舌脉,悟此患者盖因蒙受精神刺激后肝郁化火,郁火上扰,不能单纯以痰浊为患视之,前诊似效未效,实根于辨证不准,当疏肝理气,清心降火。

处方:毛柴胡6g,竹茹18g,钩藤9g,化橘红6g,郁金9g,石菖蒲9g,黄连12g,远志6g,犀角12g。2剂,水煎服,日服1剂。

五诊:药毕,神清脉缓(88次/分),唯身疲、溲赤、口干、纳差。

处方:毛柴胡6g,竹茹18g,钩藤12g,远志6g,枳壳9g,石菖蒲6g,

犀角 12g，黄连 9g，白芍 9g，麦冬 9g，神曲 9g，柏子仁 9g。2 剂，水煎服，日服 1 剂。

六诊：药毕神清，应答自如，唯仍神疲。续前方调理 1 月，遂愈。

◆按：考癫病一疾，《难经》有"重阴者癫"之说。《医宗金鉴》称之为"文癫"。一般来说，多由痰气郁结、痰浊阻窍所致。本例初时纯据亲属代诉，且余下笔前即认定癫病多由痰蒙清窍，故一味涤痰开窍，而无视已郁之肝气。至亲往诊视后，见神志忧郁，舌红，苔薄黄而不浊，脉弦数而不滑，始悟为蒙受精神刺激后，肝气郁结、郁火扰心所致。遂改为疏肝理气、降火清心，仅服 2 剂，症状显著改善。

第二十节　虚劳

白细胞减少症病因甚多，取效不易。中医虽无此病名，但辨证求因，多属气虚血少、脾胃虚衰，归属"虚劳"一类，临床多以益气养血治之。福建省名老中医孙宜尧老先生治此疾，独辟蹊径，自拟芪甲升白汤，由黄芪、炮穿山甲、丹参、熟地黄、山药、炙甘草等组成，常收良效。孙老尝谓，黄芪合炮穿山甲有生血之功效。盖气血相生，关系甚密，重用黄芪，取其气旺血生之意，现代医学亦认为黄芪具有增强免疫功能的作用。气血虚弱往往可致血流凝涩，炮穿山甲性专行散，能通经络，有活血之功效。两药合用，益气活血而生血。

病案 1

张某，男，25 岁。于 2004 年 12 月 16 日前来就诊。

自诉头晕、体倦、神疲、四肢无力，且平素易感冒。血常规示白细胞波动在 $2.5 \times 10^9/L$ 左右，经中西药治疗无效。望其面色，㿠白少神；察其脉象，细弱无力；观其舌，舌质淡，苔薄白。

中医诊断为虚劳（气血虚弱证）。西医诊断为白细胞减少症。治宜益气养血。

处方：黄芪20g，炮穿山甲粉4.5g（另冲），茯苓10g，丹参15g，熟地黄15g，山药15g，炙甘草3g。7剂，水煎服，日服1剂。服药后白细胞恢复至正常水平。

患者陈年痼疾，非仓促可获痊愈，药已中的，故守方不变，前方继进。后患者赴校攻读，服药不便，余嘱其每日以黄芪20g煎汤，送服炮穿山甲粉3g，常服不辍。数月后复诊，告知服药后，白细胞一直保持在正常范围内，全身情况也大有改善。

◆按：余于20世纪70年代师从福建省名老中医孙宜尧老先生，孙老以黄芪浓煎送服穿山甲粉治疗白细胞减少症，疗效甚佳。其后，余每遇各种原因所致之白细胞减少症患者辄用之，常收良效。

病案2

刘某，男，26岁。于1992年8月2日前来就诊。

自诉近3年来，常感头晕，疲乏，轻微活动后即心悸汗出，眼花目眩，纳呆便溏，且极易感冒，感后又缠绵难愈。白细胞波动在$2.2 \times 10^9/L$左右。虽经中西医治疗，但收效甚微。望其面色㿠白少神，印堂晦黯，舌淡，苔薄白，脉细弱无力。

中医诊断为虚劳（气虚血瘀证）。西医诊断为白细胞减少症。治宜益气养血，健脾养胃。

处方：炮穿山甲粉4.5g，黄芪20g，当归6g，熟地黄10g，茯苓10g，山药10g，砂仁6g，炙甘草3g。7剂，水煎服，日服1剂。

服药后白细胞升至$4.1 \times 10^9/L$。效不更方，以原方加减，续服1个月，白细胞升至$4.9 \times 10^9/L$，自感精神爽朗，诸症均减。余嘱其每日以黄芪30g浓煎，送服穿山甲粉 4.5g，常服不辍。1 年后复诊，患者自诉白细胞一直保持在正常范围内，年中虽有流行性感冒流行，亦未罹病。

◆按：白细胞减少症之病因颇多，然多为气虚血少、脾胃虚衰，治疗不易取效。黄芪可增强免疫力，穿山甲性专行散，能通经络，有活血之功效，二者合用，活血而生血，补气而不留邪，行瘀而不伤正。唯穿山甲用时须以细沙炒透、研细末送服为佳，若入煎剂其效大逊。

第五章 品读名家

第一节 浅谈张锡纯中风治验

中风为临床常见疾病，近现代名医张锡纯对之深有研究，其辨证立法，不同凡例，创立新方，疗效极佳，用药精当，颇具慧心，现就张锡纯在《医学衷中参西录》中有关论述作一讨论。

张氏治疗中风，讲究辨证施治，主张细审气血之偏胜，辨证（脏腑气血挟热上冲证、虚寒证、风中经络证）治之。

1. 黄芪助血上行，补养脑髓神经

自王清任创补阳还五汤，重用黄芪治中风，后世竞相习用。张氏也认为，中风因于气虚者，"原当峻补其胸中大气，俾大气充足，自能助血上升，且能斡旋其脑部"。而黄芪之性善治肢体痿废，"胸中大气虚损，不能助血上升以养其脑髓神经，遂致脑髓神经失其所司"，重用黄芪，多服皆能奏效。在张氏自拟的"干颓汤""补脑振痿汤"中，黄芪用量多达100~250g，常配伍丹参、当归等补血活血之品。对于中风后期，气火已降，脉象柔和，头已不痛，而肢体痿废者，张氏也喜"少用黄芪助活血之品以通经络"。但张氏认为应谨慎使用黄芪，"然服后犹有觉热之时，其脉象仍有稍变弦硬之时，于斯或减参芪，或多加凉药"。张氏极力反对不加辨证、滥用黄芪，并对王清任"补阳还五汤"未曾标明脉候深表遗憾，认为"血菀于上"，脉实有力之中风"初起最忌黄芪，误用之即凶危立见"。"因黄芪之性补而兼升，气升则血必随之上升，致脑中之血充而益充"。《医学衷中参西录》记录多例误用黄芪之教训以警示后学。例如，邑中孝廉某君，患偏枯，原不甚剧，其右手虽废不能动，但足仍能行，适有在津门行道之老医初归，造门自荐，投补阳还五汤，用黄芪八钱（约40g），服药后即昏不知人，迟延半日而卒。这些宝贵经验，对临床很有指导意义。

2. 牛膝引火下行，中风无上妙品

对因血随火热上升而致中风者，张氏喜重用牛膝为主药引气血及浮越之火下行，并称牛膝为"治脑充血证无上之妙品，此愚屡经试验而知，故敢贡诸医界"。若伍以代赭石、龙骨、牡蛎等重坠收敛之品，效果更佳，"莫不随手奏效，治愈者不胜纪矣"。他拟制的"镇肝息风汤""建瓴汤"均"重用牛膝以引血下行，此为治标之主药"。张氏在临床实践中体会到，中风因气血逆乱、肝胆气火上冲所致者，较之宗气不足、脑髓失养似更多见。对于这类患者，治疗时应强调引上升之气火下行。若能使气火"复反而下行，脑中所充之血亦随之下行，故其人可生"，反之，"其人死也"。张氏还认为，中风后期，气血已损，须用人参、黄芪助之，伍以牛膝，配以代赭石，尚可防人参、黄芪之升。用牛膝治中风，张氏主张以怀牛膝为佳，且应重用。

3. 赭石镇冲降逆，平抑上冲气火

张氏认为："诚以肝火暴动与气血相并，上冲脑部……惟用药镇敛肝火，宁熄内风，将其上冲之气血引还，其证尤可挽回。"代赭石下达之力速，上逆之气血可随之而下。代赭石能降胃平肝、镇安冲气，因而被誉为"中风之要药"。常配以牛膝、龙骨、牡蛎，一以引血下行，镇肝息风；二以平胃降逆，以治其本源。张氏所创的"镇肝息风汤""建瓴汤"均有代赭石。

张氏还发现，大便是否通畅与中风预后密切相关，强调"是治此证者，当以通其大便为要务，迨服药至大便自然通顺时，则病愈过半矣"。盖大便不通则胃气不降，而肝火之上升，冲气之上冲，又多因胃气不降而增剧。代赭石"下行之力，又善通大便燥结而毫无开破之弊"，用之一举两得。例如，杜某，中风，口眼歪斜，舌强直，不能发言，大便数日未行，投代赭石一两（约50g），佐地龙、瓜蒌仁、石膏、连翘等，一剂大便得通，病愈过半，后连服数剂而愈。因于热者，佐瓜蒌仁、白芍、龙胆；因于虚者，佐人参、黄芪；配伍牛膝更加强引血下行之力；配伍龙骨、牡蛎可引浮越之火下行。"生赭石压力最胜"，故诸方中均为生用，且应"生轧细用之方效"。"下脘所结甚坚"，则重用代赭石60~120g，研末，并取极细末30g送服。允为经验之谈。

4. 龙牡潜阳镇逆，阳亢拘缓妙药

张氏治疗中风还喜用龙骨、牡蛎。对阳亢气火上冲者，见头目眩晕、烦热耳鸣或颠仆昏不知人，龙骨、牡蛎更为必用之品，张氏认为"肾脏真阴虚损，不能与真阳相维系"，而致"真阳脱而上奔，并挟气血以上冲脑部"之中风，应用龙骨、牡蛎、代赭石等配以牛膝。盖龙骨、牡蛎为"肝家之药，其性皆能敛戢肝火，镇熄肝风，以缓其上升之势也"，且可"借其所含之元阴以翕收此欲涣之元阳"。中风患者多筋脉拘缓，用牡蛎还可解拘除缓。"牡蛎咸寒属水，以水滋木，则肝胆自得其养……肝不病而筋之或拘或缓者自愈，故《神农本草经》又谓其除拘缓也"。此外，张氏强调龙骨、牡蛎以生用为宜，"若煅用之，其元阴之气因煅伤损"。

5. 茵陈、川楝子舒肝解郁，将顺肝木之性

张氏创制"镇肝息风汤"之初，方中有镇肝息风、降胃降冲之品，用之效者固多，却"间有初次将药服下，转觉气血上攻而病加剧者"。思之良久，张氏始悟，中风诚以肝火暴动、气血上冲，但肝为将军之官，中藏相火，其性刚果，不可克伐过度。"若但用药平之镇之，恒至起反动之力"，须将顺其调达之性，因势利导，方能事半功倍。同时方中增入茵陈、川楝子、麦芽等，因张氏认为茵陈"秉少阳最初之气，是以凉而能散……善清肝胆之热，兼理肝胆之郁"。"最能将顺肝木之性……善治头痛，是不但将顺肝木之性使不至反动，且又为清凉脑部之要药也"。《名医别录》谓茵陈善利小便、除头热；川楝子善引肝气下达，又能折其反动之力；麦芽生用之，亦善顺肝木之性使之条达。数药相伍，而为牛膝、代赭石之辅助，以治中风，效验良多。

6. 丹参、大黄祛瘀破血，疏通下行壅塞

丹参、大黄功擅破瘀活血。张氏认为：肝旺阳亢之中风，单用引血下行、重镇平冲之药尚嫌不足，还应伍以活血祛瘀、破血通经之品。其原因有二，"冲气之上干，实亦下行之路，有所壅塞"，故须用丹参、桃仁、红花、赤芍等开下行之路，其中尤以丹参一味，功同四物，集凉血、养血、活血于一身，用之可收瘀祛正安之效，此其一。中风肢体痿废常因脑中瘀血停留所致，用丹参、红花等活血祛瘀药，欲"化其脑中瘀血"，此其二。至于中风缘由气血亏虚所致，"因气血虚者，其经络多瘀滞……加此通气活血之品，以化其经络之瘀滞，则偏枯痿废者自易愈也"，常用丹参、桃仁、当归、赤芍等少佐黄芪治之。

此外，张氏还喜用大黄，认为大黄为最有力之降血兼破血药，"性虽趋下而又善清在上之热"，"脑充血证其身体脉象壮实者，初服建瓴汤一两剂时，可酌加大黄数钱"。对于因畏大黄之峻猛而不敢轻用者，张氏别有一番见地。他认为："大黄之力虽猛，然有病则病当之，恒有多用不妨者。"另外，对于中风后期肢体痿废者，张氏还喜用制马钱子治之，谓其"开通经络，透达关节之力，实远胜于他药也"，服之可使全身瞤动，有兴奋神经的作用，并可"消食健胃"。制之得法，便无毒、安全、效验可靠。倘非历之深者，何能有此探赜索微之论。

第二节 张聿青治喘经验初探

清代名医张聿青,讳乃修,其父为无锡名医。张氏幼承家学,以仲景之书为宗,旁涉刘、张、李、朱及薛、叶诸家之说,论病处方,不株守一家之言。其医疗经验,汇集于《张聿青医案》一书中。余于研读之余,深感张氏对喘证的治疗,颇多创新,特作如下探讨。

喘之证治,仲景述之甚详,对外感风寒、内停水饮或痰饮致喘者,尤多阐述。张氏师法仲景,认为"寒入肺腧,稍涉感寒,则外寒与伏寒相触,遂致哮喘咳嗽频发";或"先感风寒,既饮火酒,寒热互阻于肺,痰饮因而上升,致肺气不能下通于肾";或脾肾不足,"水谷之气,生痰聚饮,饮阻肺下,气喘痰多盈碗"。治疗上多涉仲景之法,观其案语,用仲景小青龙法、用金匮苓桂术甘汤、用金匮桂枝加厚朴杏子汤、饮家当以温药和之等语比比皆是。对于外寒引动内饮,张氏取小青龙汤加减,肺气宣通,痰自下降,药用麻黄、桂枝、白芍、紫苏子、煨生姜、白芥子、旋覆花、枇杷叶等,宗仲景之意而不拘其方;对于饮停肺下,气喘痰多之支饮证,张氏仍宗仲景"当以温药和之"之法,药用麻黄、桂枝、白术、干姜、细辛、橘红、半夏、五味子、炙甘草等,以奏温肺化饮、止喘之功。以上方药,药量较轻,麻黄、桂枝、细辛、五味子等,多在1g左右,用量最大的紫苏子,也不过6g,1剂总剂量常不足15g,与仲景之药重力猛,迥然有别。这种方法,张氏自喻为重病轻服法,较适用于南方人。

张氏对景岳学术思想研究颇深,因而对肾寒在喘证中的病理变化极为重视,反复强调"肝肾阴虚,为致病之源,冲阳逆上,为传病之地"。张氏认为肾固藏失职是喘证的重要病理因素。他说:"肺合皮毛,毫有空窍,风邪每易乘入,必得封固闭密,风邪不能侵犯。谁为之封,谁为之固哉,肾是也……肾者主蛰,封藏之本,精之处也。则知精气闭蛰于内,表气封固于外。"精气存内，邪不可干，卫外固密，邪何由之！这是张氏治喘重视滋养肾阴的一个重要理由。张氏以此为根据，对发于秋冬之喘证，进行了生动说明。"肾本空虚，往往一至秋冬，气不收藏，为咳为喘者多矣"。有鉴于此，张氏对喘证缠绵不愈，反复发作，损及肾阴而致肝肾阴虚，根本不固，气失摄纳，逆气上奔之患者，多宗景岳而用滋水养肝、摄纳肾阴之法，即使挟痰、挟饮，亦多以此法治之，方选左归饮加减。张氏尝谓："若作痰饮主治，则青龙、苓桂、真武等方，无一与症情恰合，惟有滋水养肝，摄纳肾阴，水不上泛，则痰即为津为液，不可不知。"基于这一主导思想，基于此类患者常喜配伍滋肾养肝、潜敛肝阳之品，张氏特别喜欢选用熟地黄，且一反古人所谓熟地黄有生痰之弊之说，反复强调景岳的"熟地黄乃化痰圣药"的观点，认为"其说虽偏，不为无意也"，指出"气不足不能推送，液不足不能滑利，张介宾谓熟地黄乃化痰之圣药，即此意也，不然安有地黄而化痰者乎"。张氏选用的药物，多为熟地黄、山茱萸、山药、牛膝、麦冬、女贞子、白芍、当归、牡丹皮、车前子，配以潜敛肝阳、化痰降气之海蛤粉、咸秋石、磁石、龙齿等，使肝肾得养，冲阳降，气喘自平。

张氏对肝肾阴阳俱虚、痰饮内停之证也有独到见解，主张舍标从本，而用滋肾温阳、潜敛归纳法，并盛赞此法对于肝肾阴阳俱虚、虚中有实、虚多实少者，其效如鼓应桴。张氏多以熟地黄、枸杞子、山茱萸、牛膝、车前子，配伍党参、黄芪、巴戟天、胡桃木、补骨脂、沙苑子、芡实、白术、阿胶等，制成膏剂，缓调收功。不失景岳右归之方意。

作为一代宗师，叶天士发先圣之余蕴，提出"在肺为实，在肾为虚"，成为后世治喘一大原则。张氏对叶天士所说甚为推崇，曾多次于案中提及。张氏效法叶氏经验颇多，如用淡菜填补下元，用肉桂、咸秋石滋肾通关，用桂枝、地骨皮治劳热自汗等。

张氏治喘，还喜用砂糖拌石膏配入成方。对于"无形之气火，有形之浊痰，蕴聚胸中……标实本虚",张氏常予清热涤痰,以雪羹汤代煎剂。对于一些亏损患者,张氏恐"草木无功",常遵叶天士"非草木攻涤可却",须用"血肉有情,栽培身内之精血"之说,选用龟板、鳖甲、鹿角胶、阿胶、紫河车、蛤蚧等补益之品以扶正化痰。

对于内停痰热,外束寒邪,气喘痰鸣、胸室闷异常、卧位尤甚之类喘证,张氏多效法叶天士,喜用轻清流动、微辛微苦之品,以辛开苦降、宣通气滞、化痰平喘,常拟辛温合辛寒方投之。药用桂枝、茯苓、石膏、干姜、杏仁、葶苈子、莱菔子、枳壳、薏苡仁、冬瓜仁,且每味药用量多在3g左右,清灵活泼,别具一格。

前贤常曰:"脾为生痰之源,肺为贮痰之器。"喘之一证,与脾胃密切相关。脾胃运化失职,饮食不化精微反而为痰,痰阻气机,亦能令喘。因而,自仲景、东垣以来,治喘之法,虽各有千秋,然注重脾土,大有人在。

张氏效法前贤,于治喘之时不忘调理脾胃,认为喘与脾胃关系甚密。"肺主右降,胃府居于肺下,肺胃之分,久为痰湿占踞之区,一朝而塞其右降之路,所以暴喘不止"。脾土素弱,生痰聚饮,宗仲景"饮家当以温药和之"之说,投温脾化饮之法,方选苓桂术甘汤等。"平时伏有痰饮,发必致喘,投金匮苓桂术甘汤,屡如鼓桴",张氏认为苓桂术甘汤是"内饮治脾之主方,自必投之辄效"。

张氏还遵循治病求本的原则,于脾弱停饮致喘之发作休止期,主张用"和平中正之方,为先事预防之计"。张氏认为:"调理之策,维有补脾降胃,鼓动气机,使气得流化,则不治痰而痰默消,不理湿而湿胥化。"这种升胃中清气、降胃中浊气、扶持中气的方法,实源于东垣。此外,张氏常以东垣补中益气汤、外台茯苓汤、缪希雍资生丸、陈自明六君子汤等缓补后天。

下虚上盛之际,不得已投交通肺肾之法,张氏将方中滋腻之品"参以丸药入下,以免腻药壅滞胃口",喻为"飞渡胃关",这种将滋腻补肾之品为丸、以余药为汤送服以顾护脾土的方法，实为一大创举，也体现了张氏治喘处处不忘顾护脾胃的特点。

综上所述，张氏在《黄帝内经》治病求本原则的指导下，变通仲景、景岳、东垣、叶桂诸贤经验，以宣肺平喘、辛开苦降、培补肝肾、调理中土等法治喘证，同时强调重病轻服，疗效显著。

第三节　孙宜尧特色疗法

已故福建省名老中医孙宜尧，从医数十年，对妇科、内科杂病有较深的理论造诣和丰富的临床经验，临证用药颇具特色。今择其特色疗法数则介绍如下。

1. 寄生胶艾汤治疗习惯性流产

习惯性流产，《金匮要略》称为"滑胎"，《诸病源候论》谓之为"数堕胎"，多责之气虚血少，冲任不固。故巢元方有"血气不足，故不能养胎，所以致胎数堕"之说。孙老认为气虚血弱虽为本病的主要病因，但先天不足、肾气衰弱却是本病的根本所在，主张治疗上应以固肾安胎为要务，曾自拟寄生胶艾汤（桑寄生45g，续断、菟丝子、杜仲、熟地黄、白术各15g，党参、阿胶、艾叶各10g）治疗滑胎，多收奇效。盖桑寄生强腰补肾系胎之力最强；阿胶养血止血，《神农本草经》亦载阿胶能安胎；艾叶暖宫散寒，偏寒者可加补骨脂以助肾中之阴；若兼胎火可增黄芩以清胎热，亦寓仲景"芩、术乃安胎肾药"之遗意。

2. 芪甲升白汤治白细胞减少症

孙老治白细胞减少症，独辟蹊径，以自拟方芪甲升白汤治之，常收良效。方用黄芪、炮穿山甲（研末，另冲）各45g，丹参、熟地黄各30g。孙老尝谓：

"黄芪合穿山甲有生血之功。"前人有"有形之血不能自生,生于无形之气故也"的说法,气血相生,关系甚密,气旺则血生。重用黄芪,取气旺血生之意;方中丹参一味,功同四物,养血活血;熟地黄滋阴养血。山药、茯苓健脾益胃,配合使用,其效更佳。共治30余例,疗效满意。

3. 白及二冬鸡黄散治咳血

孙老临证,精于辨证,巧于立方遣药,每于平凡中见神奇,其用治咳血之"白及二冬鸡黄散"即为代表。孙老认为肺痨咳血,当其汹涌澎湃之时,阴血既伤,虚火更旺。阴不制阳,火迫血行为根本原因,养阴止血、泻火清热方为上策。白及苦、甘、涩,微寒,功擅养阴泻火、清肺止血,现代药理学研究表明,白及提取物有良好的止血作用,优于吸收性明胶海绵或淀粉海绵,且能抑制结核杆菌生长。鸡子黄调白及粉、冰糖,麦冬、天冬养阴生津、润肺止咳,煎汤冲服,实乃取李时珍"以米饮调白及粉以治咳血之法"而发展之。方中白及粉、天冬、麦冬、冰糖各15g,鸡蛋黄2枚为宜。孙老业已作古,余曾于门诊得遇一患者,自言患支气管扩张伴出血多年,总以孙老此方取效。

第四节 孙宜尧特色医案

一、带下

病案1

陈某,女,30岁。于1973年11月3日前来就诊。

结婚数年未生育,平素带下淋漓,连绵不断,其状清冷如蛋清,有时黄白相间,质稠但无恶臭,面色苍白,肢酸腿软,体倦神疲,腰痛如折,小腹胀痛喜按,头晕,心悸,胃纳不振,月经后期量多色淡,时值经潮,经量较前更多,舌淡,苔白,脉沉细而弱。

中医诊断为带下（脾肾两虚证）。西医诊断为慢性阴道炎。治宜健脾益气，固肾培元。

处方：鹿角胶15g，黄芪9g，白术6g，菟丝子12g，山药12g，党参9g，白芍6g，化橘红3g，炙甘草2g，金樱子15g。2剂，水煎服，日服1剂。

二诊：药后经量减少，带下亦见减少，饮食增加，腰酸等症状也有改善。守前法，加茯苓9g，2剂，水煎服，日服1剂。

三诊：服药4剂后，自感诸症已减过半，带下淋漓症状接近消失，守前方，2剂，水煎服，日服1剂。前后共服6剂，诸恙基本消失，不久怀孕，后连生二女。

◆按：带下，不外乎脾虚肝郁、湿热下注，或肾气不足、下元亏损，亦可因感受湿毒而致。治疗上有健脾固肾、升阳除湿、清热解毒等法。本例带下清冷，如涕如唾，腰痛如折，神疲纳差，其脾肾虚衰、下元不足、带脉失约、任脉不固，显而易见。傅青主云："夫带下俱是湿症，而以'带'名者，因带脉不能约束，而有此病……带脉无力，则难以提系，必然胞胎不固。"患者结婚数年未生育，盖带脉提系无力之故。因此，以原常汤合内补丸加减，健脾除湿、补肾培元，脾气健而湿气消，肾元充而任带固，则带下自愈，且妊娠产子。

病案2

孙某，女，47岁。于1968年5月30日前来就诊。

带下或浑浊如米泔，或黄白夹杂如脓，时常湿透裤裆，恶臭难闻，以致羞从人前过，阴部瘙痒，小便短赤，头晕神疲，腰酸，腹痛，浑身酸楚，口燥咽干，舌红，苔黄腻，脉数。

中医诊断为带下（湿热内蕴证）。西医诊断为老年性阴道炎。治宜清利湿热，固带强腰。

处方：茵陈15g，牡丹皮6g，赤芍9g，黄柏9g，土茯苓18g，车前子9g，泽泻9g，栀子9g，椿根皮15g，杜仲9g，牛膝9g。3剂，水煎服，日服1剂。

二诊：带下量减少，恶臭及浑浊如脓之状也稍改善，腰痛减轻。守前法，去栀子，加薏苡仁30g、白扁豆12g，3剂，水煎服，日服1剂。

三诊：症状继续改善，前方去牛膝，加金樱子24g，服数剂而愈。

1976年11月，患者因湿疹来院诊治，问及旧病，诸症均除，至今已数年不发。

◆按：《傅青主女科》记载："夫带下俱是湿症。"但由于患者体质阴阳的偏盛，而有虚实之分。虚者多为脾虚肝郁、下元亏损致带脉不固、湿邪流连为患；实者常为湿热流注下焦。临床上以后者更为常见。

本例带下如米泔、黄白如脓、恶臭难闻系湿热；阴部瘙痒、小便短赤、口燥咽干、脉数、舌红、苔黄腻俱是湿热炽盛之象；头晕神疲、腰酸等为邪气盛而正气已虚、脾肾受损之候。治宜清热解毒、除湿止带。取茵陈、土茯苓、椿根皮、黄柏、栀子清热利湿；泽泻、车前子利水下行除湿；牡丹皮、赤芍凉血解毒；佐杜仲、牛膝以强腰膝、固带脉。方中牛膝一味，尚可引诸药下行，药证合拍，故数剂而愈。

二、滑胎

张某，女，26岁。于1984年5月10日前来就诊。

患者结婚数年，两次流产，每于妊娠3个月左右阴道出血，腰酸如折，少腹重坠，终致坠胎。现已停经2个月，症见头晕、耳鸣、肢软、厌食、欲呕、身疲、腰部酸胀、小腹下坠不适、小便频数。今晨又复见红，舌质淡，苔薄白，右脉浮滑、左尺沉弱。

中医诊断为滑胎（脾肾两虚证）。西医诊断为习惯性流产。治宜健脾补血，固肾安胎。

处方：阿胶12g，醋炒艾绒15g，党参15g，菟丝子9g，熟地黄15g，当归6g，白术6g，炙甘草2g。2剂，水煎服，日服1剂。

二诊：服药后出血已减轻，头晕耳鸣、少腹下坠亦好转，唯仍腰部酸胀，前方出入，改白术为9g，加白芍9g、桑寄生15g、续断12g、杜仲12g。3剂，水煎服，日服1剂。

三诊：胎漏已止，诸恙均减，胎元当可巩固，患者欣喜不已。药已中肯，守前方。前后共服20余剂。嘱其每个月服2剂巩固之，后足月顺产一男婴，嗣后又得两胎，再无胎漏。

◆按：本例患者面色㿠白、神疲、头晕耳鸣，乃气虚血弱之故；腰部酸胀、小腹下坠、小便频数、漏红点点，为肾虚冲任不固、胎失所系所致。治疗上选用胶艾汤，去辛燥动胎之川芎，增续断、菟丝子、桑寄生、杜仲、党参以固肾安胎。患者连服20余剂，终胎元巩固，足月顺产一男婴，嗣后再举二男，不复有胎漏、胎动不安等患。胶艾芎归汤出自《金匮要略》，原是治疗半产胞阻的方剂，临床以之化裁治疗脾肾虚衰所致之胎漏、胎动不安等，常收良效，诚为良方。若有热象，增黄芩一味以清胎热。

三、产后病

病案1

罗某，女，21岁。于1975年10月28日前来就诊。

患者于1975年10月17日于本院产科分娩，母子均安。出院后，偶感风寒，加之饮食恣腻，发为恶寒发热，汗多，纳食不振，夜不能寐，腹痛，恶露少，色黑挟血块。经中西医治疗无效，病情日渐严重，转增神昏烦躁。患者发病至今，已近一旬，症见恶寒发热，头痛神昏，心烦不安，彻夜不寐，已历七日，腹痛拒按，恶露少，大便难，舌质红，苔白、少津，脉浮沉无力。

中医诊断为产后外感（气滞血瘀证）。西医诊断为产褥期感染。治宜祛风解表，活血化瘀，宁心安神，兼止汗。

处方：黑荆芥4.5g，牡丹皮6g，琥珀9g，酸枣仁15g，桃仁9g，茯苓12g，荞麦60g，当归9g，山楂15g，炙甘草2g，延胡索9g，益母草15g，荷叶12g。2剂，水煎服，日服1剂。

二诊：患者服药后，下血块数次，神志转清，恶寒发热、头痛均减，已能安睡4h，饮食稍进。药既中肯，守前法，加夜交藤18g。2剂，水煎服，日服1剂。

三诊：药后恶寒发热已除，脉缓神清，饮食增进，汗出、腹痛夜间减轻，已能安睡6h。患者自觉安适，唯乳房红肿作痛。风邪已除，瘀血未净，更兼乳脉阻滞，大有成痈之势。前方加减出入，表证已解，去疏风散寒之荆芥，乳痈将成，增清热散痈之蒲公英。

处方：酸枣仁15g，当归9g，茯苓12g，荞麦40g，山楂15g，桃仁9g，蒲公英15g，延胡索6g，炙甘草2g，柏子仁12g，益母草15g。2剂，水煎服，日服1剂。

四诊：患者服药后，食欲增进，腹痛已除，乳房红肿消退，大便通畅，虚汗亦止，已能安睡8h。守前方，6剂，水煎服，日服1剂。前后共计10剂，后患者痊愈。

◆按：妇人产后，亡血失津，气血俱去，百脉空虚，且易瘀血内阻，因此，古人有"产后多虚多瘀"之说。产后气血虚损，卫外不固，腠理不密，不慎感受风寒，外邪乘虚而入，加之瘀血未净，邪热陷入血室，扰乱心神，发为恶寒发热，神昏不寐，腹痛，恶露少，脉浮沉无力。此其时，法当祛风解表、活血化瘀、宁心安神，标本兼顾，以期取效。

方中荆芥疏散风寒之邪，佐以牡丹皮、桃仁、当归、山楂、延胡索、益母草活血化瘀，使瘀血得去，新血得生，百脉得养，再以酸枣仁、琥珀宁心安神。荞麦固表止汗，取"诸脉养心脾"之说，数药合用，数日内竟获全功，垂重之症，应手而愈，中医辨证施治的重要性由此可见一斑。

病案2

陈某，女，32岁。于1980年4月10日前来就诊。

产后十余日，恶露不畅，量少，色或黯或红兼挟瘀血块，少腹疼痛拒按，身热微恶风寒，咳嗽声重，头面微浮肿，纳食无味，大便 3 日未行，舌红、边见瘀斑，脉细弦。

中医诊断为产后腹痛（寒凝血瘀证）。西医诊断为产褥期感染。治宜散寒行滞，活血止痛。

处方：当归 9g，川芎 3g，桃仁 9g，姜炭 3g，焦山楂 12g，益母草 15g，黑荆芥 4.5g，炙甘草 3g。2 剂，水煎服，日服 1 剂，加黄酒 1 盏冲服。

二诊：患者服药 1 剂后腹痛更甚，恶露转多，色鲜红夹血块，于当晚至翌晨，共下恶露约 200ml 之多。服第 2 剂后，排出 10cm×15cm 一膜样血块（检为胎膜），自感少腹有一种松快的感觉，疼痛乃减，恶露转畅，恶寒、咳嗽均除，风寒已解，瘀行未彻，仍守前法去黑荆芥，加失笑散 6g，一剂痛减，再剂痛止。

◆按：产后腹痛，俗称"儿枕痛"，病因不外虚实两端，虚者失血过多，血少气弱，血行不畅而痛。正如张山雷所言："失血太多，则气亦虚馁，滞而为痛。"实者多为寒凝血滞，恶血不行，凝涩而痛。

本例患者产后恶露不畅，少腹疼痛拒按，舌见瘀斑，显示瘀停之证。今又不慎感受风寒，发热恶寒，面浮，咳嗽、腹痛加剧，盖寒邪袭于外，瘀血阻于内之故。当时之治，非散风寒、行瘀血莫属。孙老取生化汤合愈风散加减。其中，生化汤有生新血、化瘀血之功效，华佗愈风散单用荆芥穗，微焙为末，调酒服，为治疗产后感受风邪，千古不易之名方。此方相传为华佗所创制，许叔微赞其实有奇效，李时珍也认为产后感寒"药下可立待应效"。二方合用，一散风寒于外，二祛瘀血于内。且荆芥穗炒黑，尚可入血分，散胞宫之寒，调酒服亦取其治血散寒之意。药后疼痛加剧，恶露暴涌，是瘀血将去之象，故服药 2 剂后即排出巴掌大之膜状物，诸恙均减轻，再剂而瘥。

四、血证

病案 1

林某，男，27 岁。于 1994 年 7 月 3 日前来就诊。

患者患肺结核多年，近年来愈发严重。先是咳嗽痰中带血，转增咳血，数日一发，或一日数发，因而收住传染科。X线检查示空洞性肺结核。经抗痨止血及中药阿胶、侧柏叶、仙鹤草等凉血止血，终属无效，后请孙老会诊。

中医诊断为咳血（肺燥阴虚证）。西医诊断为空洞性肺结核。治宜养阴润肺，凉血止血。

处方：白及粉15g，鸡蛋2枚，冰糖15g，天冬15g，麦冬15g。2剂，以白及粉、冰糖调鸡蛋，天冬、麦冬煎汤冲服，日服1剂。

服1剂后即感轻快，当日咳血停止。唯痰中稍带血丝。服2剂后，胸闷痛、心烦等症状大减，咳血停止。

◆按：肺为娇脏，喜润恶燥，肺阴受损，阴虚火旺，灼伤肺络，使血离经妄行，法当润肺宁络、凉血止血，临床上孙老应用上方，每收良效，常使沉疴为之而起。此方药味不多，但配伍严谨，方中白及苦、甘、涩，微寒，补肺止血，二冬养阴生津、润肺止咳，用鸡子黄者，取其血肉有情之义，养阴之力尤胜。三药合用，共奏养阴润肺、凉血止血之功。

余当时初出茅庐，随诊在侧，见大量西药及中药止血无效，而孙老仅以数味平淡无奇之药，化解危症，心叹服之。在此方的用法上，孙老可谓用心良苦，取鸡子黄调冰糖、白及粉，再以天冬、麦冬煎汤冲服，则能保存其至阴之气而制上亢之虚火，较之白及入煎剂，效果又不可同日而语。

1977年5月余用上法治疗一空洞性肺结核出血患者。郑某，男，26岁，用药数剂即见效果。忆昔日在南京铁路医院供职时，亦曾以此方治愈数例，其中一位老干部，肺结核空洞，反复咳血，经结核专科治疗无效后服用本方数剂获效，持录以供同道参考，不正之处，请不吝指教。

病案2

吴某，女，62岁。于1977年10月25日前来就诊。

患者胃脘痛多年，喜嗳腐吞酸，疼痛多呈胀痛，与饮食无关，昨日突发吐血，盈盆盈碗，并解下黑色柏油样大便，今见面色苍白，言语无力，心悸神疲。大便隐血（++++），血红蛋白45g/L。

中医诊断为呕血（血热证）。西医诊断为上消化道出血。治宜凉血止血。

处方：阿胶18g，海螵蛸15g，白及12g，侧柏叶30g，茯苓12g，甘草2g，浙贝母9g。2剂，水煎服，日服1剂。

二诊：药后吐血已止，前方出入，前后服十余剂，大便隐血转阴，血红蛋白升至85g/L。

病案3

陈某，男，52岁。于1979年10月25日前来就诊。

患者素有胃、十二指肠溃疡之疾，平素胃脘不舒，喜泛吐酸水，饥时痛甚，得食则减，口苦心烦，夜寐不安，昨日排酱色大便2次，头晕疲乏，心慌气短，脉弦细，舌苔薄黄。大便隐血（++++），血红蛋白55g/L。

中医诊断为便血（脾胃虚弱证）。西医诊断为下消化道出血。治宜养血敛血。

处方：阿胶15g，海螵蛸18g，白及12g，浙贝母6g，鸡内金6g，白茯苓12g，甘草3g，山药15g。5剂，水煎服，日服1剂。

二诊：服药5剂，大便隐血转阴，血红蛋白升至105g/L。

◆按：便血，证情复杂，变化万端，或为热，或为寒，或为虚，或为实，临证皆有证可循。治法有泻火降气、凉血止血、救逆固脱等。唯其暴涌之际，多为热迫血行，当急则治标，凉血止血方为上策。孙老治疗此症多以福建省人民医院验方乌及散（又名草蛸散）为基础，重用阿胶、侧柏叶，佐以鸡内金，加减投之，每获良效，所治不下十余例。

乌及散本为治疗胃、十二指肠溃疡验方，方中海螵蛸制酸，白及敛阴养胃，现代医学研究表明白及煎剂可在溃疡处形成胶状保护膜。浙贝母善化痰湿，脾运失职，饮食不化精微反化为痰，痰湿停滞，又阻脾运，如此恶性循环。浙贝母化痰湿以助运化，使痰湿化，脾运健。甘草和中土，国外有单以甘草次酸治疗胃、十二指肠溃疡获效者，此方数药配伍严密，组方精当，是闻名遐迩的验方，孙老在此基础上重用养血、凉血、止血之阿胶及侧柏叶，为止血良方。纵观全方，既治疗了出血，又治疗了溃疡，收一方两用的效果，可谓用心良苦。

病案 4

郑某，女，41岁。于1976年9月15日前来就诊。

患者已病数月，初起眩晕，身疲乏力，皮肤时发紫癜，不慎触碰，即呈青紫。近日来紫癜转密，复见鼻衄、齿衄，时常夜半醒来，鼻血已湿枕巾，月经过多，色鲜红，面色㿠白，心悸，舌质红，苔薄黄，右脉细数、左脉弦。血常规示血小板 4.2×10^{12}g/L。

中医诊断为紫癜（血热证）。西医诊断为血小板减少性紫癜。治宜养阴清热，泻火凉血。

处方：牡丹皮6g，赤芍9g，玄参15g，生地黄24g，生白茅根30g，生藕节30g，茯苓12g，生侧柏叶30g，犀角15g，甘草2g。2剂，水煎服，日服1剂。

二诊：药毕，鼻衄已除，眩晕、心悸亦减，唯晨起刷牙，齿龈仍有出血，紫癜未退，脉弦细，舌质红。药已中的，无须更改，守前方。2剂，水煎服，日服1剂。

三诊：前症继减，唯感疲倦乏力、头晕心悸，血常规示血小板 9.6×10^{12}g/L，前方去犀角，加阿胶15g。3剂，水煎服，日服1剂。

四诊：紫癜渐退，头晕、心悸亦减，面色转华，唯易感疲倦，血常规示血小板 11.4×10^{12}g/L，投以健脾、清热养阴之品，拟用归脾汤加减。

处方：太子参24g，玄参12g，生地黄12g，熟地黄12g，黄芪9g，当归6g，茯苓9g，阿胶15g，赤芍9g，墨旱莲12g，黄精9g。服3剂后改药为丸，早晚枣汤送服。今岁遇其夫，言药后不久即参加劳动，1年来未见复发。

◆按：血小板减少性紫癜，中医学无此病名，但脉证合参，属肌衄。妇女更可造成月经过多，甚至崩漏不止。此患者初起表现为阴虚火旺，迫血渗出，治宜养阴清热、泻火凉血，以犀角地黄汤合四生汤加减，以治其标。待火泻热平、衄血停止、紫癜消退，再根据"心主血，肝藏血，脾统血"的原则，予以调养心脾、柔肝养血，以归脾汤加减，调其本，善其后。先标后本，取得疗效，足见辨证论治的重要性。

五、虚劳

张某，男，25岁。于1975年12月2日前来就诊。

患者近年来常感头晕、体倦神疲、四肢无力，且极易感冒。白细胞波动在 2.5×10^9 g/L 左右，虽经中西药治疗，苦无效果，望其面色，㿠白少神，察其脉象，细弱无力，观其舌，舌淡苔白。

中医诊断为虚劳（气血虚弱证）。西医诊断为白细胞减少症。治宜益气养血。

处方：黄芪18g，炮穿山甲9g，茯苓9g，丹参12g，熟地黄15g，山药18g，炙甘草3g。3剂，水煎服，日服1剂。

二诊：服药3剂后，头晕身疲有所改善，白细胞已升至 5.8×10^9 g/L。陈年痼疾，非仓促可获痊愈，药已中的，贵守方不变，前方继进。后患者因赴校攻读，索方而去，嘱其常服不辍。

◆按：白细胞减少症是西医病名，病因颇多，取效不易。中医无此病名，但辨证求因，多属血虚气弱、脾胃虚弱，余常以黄芪、炮穿山甲合丹参、熟地黄、山药等加减应用，疗效颇佳。"气为血之帅，血为气之母"。"气行则血行"。黄芪大补脾肺之气，以裕生血之源；《本草求真》言炮穿山甲性专行散，能通经络，有活血之功。两药合用，益气活血而生血，对于气虚血凝而致血少者，其功更著，四十多年来，验之临床，常收奇效，益信其不谬。

六、脏躁

吴某，女，22岁。于1976年11月5日前来就诊。

患者平素多愁善感，抑郁多虑，性格内向，因家庭琐事，与其母发生口角，先是胸闷不舒，夜不能寐，进而发展为精神失常，悲伤啼哭，不能自制，如此已有月余，虽经多方调治，未见好转。经其亲戚介绍，邀孙老至其家诊视。症见形容憔悴，精神失常，百呼不应，目呆无光，烦躁不寐，啼哭无常，呵欠连连，口燥咽干，大便不畅，舌尖边红，苔薄黄，脉左弦数、右细弦。

中医诊断为脏燥（肝郁脾虚证）。西医诊断为精神失常。治宜养心平肝扶脾，润燥缓急。

处方：远志6g，酸枣仁15g，白芍12g，茯神12g，龙骨24g，牡蛎60g，百合12g，竹茹18g，枳壳4.5g，瓜蒌15g，浮小麦60g，大枣14枚（约60g），甘草4.5g。2剂，水煎服，日服1剂。

二诊：服药2剂，啼哭即减，呵欠亦稀，睡眠转佳，烦躁见瘥，已能应答，仍心悸、胸闷、神疲、肢酸。前方出入，加柏子仁12g、丹参12g。6剂，水煎服，日服1剂。

三诊：患者能自至门诊，应答条理，言语清晰，言前段时间胸中如有物堵塞，须啼哭呵欠而后快，故无法自制，今胸闷已除，诸症均减，但仍神疲、心悸。前方继进，共服12剂，痊愈，并赴单位参加工作。后来县城开会，路遇，言药后1年来均未复发且精力较前更充沛。

◆按：脏躁一病，《金匮要略》载："妇人脏躁，喜伤欲哭，象如神灵所作，数欠伸，甘麦大枣汤主之。"《女科要旨》载："脏属阴，阴虚而火乘之则为燥。"可见，本病主要缘于阴血亏耗，五脏失养，阳无所附，志火内动，上扰心神，故见悲伤、烦乱不寐等情志方面的症状，正如古人所谓"五志生火，动必关心"。

《黄帝内经》云："思伤脾。"《景岳全书》云："心怵惕思虑则伤神。"患者心脾素虚、肝郁气滞，当无疑问。且因精神刺激引发五志之火，导致精神失常，啼哭无常，夜不能寐。以甘麦大枣汤中之浮小麦养心脾，甘草、大枣润燥缓急，再加远志、酸枣仁、茯神、龙骨、百合宁心安神，白芍柔肝敛阴，竹茹、枳壳、瓜蒌宽胸理气，合而奏养心、平肝、扶脾、润燥缓急之功。本病例的特点在于重用浮小麦、大枣、甘草养心润燥，牡蛎镇肝潜阳，一养一潜，非重剂无功。此亦临证之一得。

七、眩晕

陈某，男，38岁。于1970年6月8日前来就诊。

患者以"眩晕伴头痛"为主诉求治于孙老。自诉：眩晕时作，左侧头部胀痛不舒，固定不移已3年余，情绪紧张及劳碌后为甚，伴欲吐、神疲、心烦而怒、夜寐不宁、记忆力减退、口苦纳减。观其舌，舌边红赤、舌苔黄腻，寻其脉，弦滑应指。

中医诊断为眩晕（痰浊阻窍证）。西医诊断为脑肿瘤。治宜健脾涤痰，平肝潜阳。

处方：茯苓9g，法半夏6g，竹茹18g，枳壳6g，白术6g，白芍9g，夜交藤24g，川芎4.5g，钩藤9g，陈皮9g，菊花6g，甘草3g。3剂，水煎服，日服1剂。

二诊：眩晕、头痛改善，夜寐转佳，苔黄腻稍退，仍多梦。前方去川芎、枳壳，加酸枣仁12g、石决明30g。3剂，水煎服，日服1剂。后诸症消失。

◆按：《黄帝内经》论眩，指出"诸风掉眩，皆属于肝"，又责之"上气不足"及"髓海不足"；仲景论眩，却以痰饮为先，创泽泻汤、苓桂术甘汤；河间论眩，以风火为因；丹溪创"无痰不作眩"之说；景岳执"无虚不作眩"之论。总之，古人众说纷纭，临床上或虚或实，贵在辨证，不可偏执一家之言。

本例患者眩晕时作，口苦心烦而怒，夜寐不宁，为肝阳上扰所致；左侧头部胀痛不舒，固定不移，欲吐纳减，记忆力减退，为痰浊上泛之故；恼怒、紧张则肝阳愈亢，因此眩晕更甚；苔黄腻，脉弦滑，为肝旺痰盛之候。故用温胆汤合半夏白术天麻汤化裁。方中以钩藤、陈皮代天麻，以菊花、夜交藤增强平肝清热之效，以川芎引诸药上行头目，合而奏健脾涤痰、平肝潜阳之功。由于天麻货源不足，孙老常以钩藤、陈皮代之，钩藤、陈皮不但货源充足，价格低廉，而且疗效亦佳。

八、头痛

林某，男，42岁。于1980年4月18日前来就诊。

患者头痛、眩晕已年余。发作时双侧太阳穴处胀痛不堪，颈项转侧不利，头晕目眩，昏昏欲扑，寝食俱废。曾被诊断为血管性头痛，经治疗，未见卓效。每遇劳累或情志波动则症状加剧。数日前外出采购，途中不胜舟车跋涉之苦，其痛复作。现症见头胀痛而晕，视物模糊，烦躁易怒，夜寐不宁，腰膝无力，记忆力减弱，咽干口苦，舌红，苔薄黄，脉细弦。

中医诊断为头痛（肝郁化火证）。西医诊断为血管性头痛。治宜清热疏风，滋阴潜阳。

处方：鸡矜花15g，杭白菊6g，钩藤9g，牡蛎30g，白芷5g，蔓荆子9g，茯苓12g，丹参12g，炙甘草3g，酸枣仁5g，川芎5g。2剂，水煎服，日服1剂。

二诊：服药后，头痛、眩晕锐减，头目清醒，夜寝转佳，诸症均减，舌红，苔黄，脉细弦。药中肯綮，守前方出入十余剂，头痛眩晕均除。嘱其续服数剂以巩固疗效。

后二月，患者亲语孙老致谢，自云近来已参加工作，且经常下乡，外出采购，虽长途跋涉亦无所苦，年余痼疾，终告痊愈。

◆按：头痛一证，临床极为常见，凡六淫外袭、内伤诸疾皆可导致头痛，故陈修园有"三阴三阳皆可头痛"之说。本例头痛，由肝郁化火、肝阳上亢、侵扰清空所致，患者素来多思，肝失条达，加之劳累奔波，引动郁火，肝阳上扰，故双侧太阳穴胀痛不堪，头晕目眩，昏昏欲扑，视物模糊，烦躁易怒，咽干口苦，脉弦细等，均为肝火内盛之象。

此类患者，孙老常以自拟方羚菊钩陈汤加减治之，疗效显著。此方为孙老积数年经验所得之效方，由鸡肠花、杭白菊、钩藤、生牡蛎、香白芷、蔓荆子、茯苓、丹参、川芎、酸枣仁、炙甘草等组成。方中鸡肠花、杭白菊、钩藤清热平肝；牡蛎平肝潜阳；用川芎、蔓荆子、白芷，取巅顶之上，唯风可到之意。其中川芎一味，刘完素以之为"治少阳、厥阴头痛及血虚头痛的圣药"，李东垣亦谓"头痛必用川芎"。孙老对川芎极为倚重，主张取小量，认为过量反使头晕、头痛更甚，临床用治头痛一般不超过10g，多取4.5g左右，效果甚佳。方中用茯苓补脾，是宗仲景"治肝当先实脾"之意。酸枣仁养心，取泻其母当实其子之说。久痛入络，故用丹参养血活血以通经络。全方配伍严谨，选药精当，故用治肝阳头痛，往往效如桴鼓，临床屡验不爽。

九、鼻渊

李某，男，36岁。于1975年8月27日前来就诊。

患者16岁已患鼻窦炎，续之又患鼻息肉，辗转反复已近20年。其间曾赴福州接受5次鼻息肉切除术和3次上颌窦穿刺术。术后虽能暂时缓解，但旋复发作如旧，终年浊涕淋漓，鼻塞头痛，眉棱骨胀痛不舒，香臭不辨，其苦难言。末次鼻息肉切除术方行不久，近日旧疾复萌，鼻塞头痛。至五官科检查，诊为慢性鼻窦炎伴鼻息肉，患者因惧手术之苦，转诊于孙老。平素稍感风寒即症状更剧，自觉记忆力显著减退，香臭不闻，面色萎黄，神疲乏力，舌红，苔白，脉弦。

中医诊断为鼻渊（湿热阻窍证）。西医诊断为慢性鼻窦炎伴鼻息肉。治宜祛风燥湿，清热通窍。

处方：苍耳子12g，辛夷9g，连翘9g，白茅根30g，苦丁茶9g，菊花9g，荷叶12g，白芷30g，甘草3g。3剂，水煎服，日服1剂。

二诊：鼻塞稍通，浊涕已减，仍宗前法，原方加薄荷3g。7剂，水煎服，日服 1 剂。

三诊：服药后鼻塞已通，浊涕亦止，眉棱骨胀痛基本消失，自觉精神清爽。鼻息肉缩小。患者喜不自胜，自谓十年之顽疾有向愈之机。药证合拍，无须更改，孙老嘱每隔一段时间服 3~5 剂巩固之。

四诊：患者共服药 40 余剂，鼻息肉及鼻窦炎基本痊愈，至今已有 1 年未见复发。

◆按：本例患者曾行 5 次鼻息肉切除术、3 次上颌窦穿刺术，仍未治愈，病延 20 年之久。中医学认为，鼻渊由风热上扰脑窍，清阳不能上升，浊阴反而上逆所致。故鼻渊又有"脑漏"之称。本病例取苍耳散合辛夷散化裁，方中荷叶引胃中清阳上行，辛夷、白芷、苍耳子善疏风通窍，连翘、菊花清热泻火，甘草和缓，薄荷疏肝泄肺、清利头目，苦丁茶降火，同时重用白茅根清泻肺热，合奏祛风燥湿、清肺通窍之功。由于药证相合，长年痼疾，终获治愈。

十、胸胁痛

郑某，男，58 岁。于 1973 年 2 月 7 日前来就诊。

患者右侧胸胁疼痛，发作时痛如针刺、冷汗淋漓、手足冰冷，已有七八年之久，往往于气候转变、精神刺激或疲劳时发作，常一月数发，一次持续数天。虽经中西药治疗，未见效果。时值发作，症见胸部及右胁肋疼痛，其苦难言，痛苦面容，声音低微，倦怠无力，睡眠欠佳，自言嗳气则痛减。舌质淡，苔薄白，左脉弦、右脉弦紧。

中医诊断为胸胁痛（气滞痰阻证）。西医诊断为肋间神经痛。治宜通阳豁痰，疏肝行气止痛。

处方：薤白 9g，瓜蒌 15g，川楝子 9g，郁金 6g，延胡索 6g，乌药 9g，香附 9g，苏叶 3g，丹参 9g，青皮 4.5g，甘草 2g。2 剂，水煎服，日服 1 剂。

二诊：患者服药 2 剂后，胸部及胁肋痛大减，余症亦瘥，喜不自胜。守前方，加白芍 9g。4 剂，水煎服，日服 1 剂。后疼痛全消。1973 年 7 月因感冒来院就诊，问之，言药后 4 年未见再发。

◆按：胸胁痛即胸痛、胁痛同时发生。《金匮要略》云："阳微阴弦，即胸痹而痛，所以然者，责其极虚也。"可见阴寒内盛、痹阻脉络乃胸痛之主因。胁痛又与肝有密切的关系，诚如《黄帝内经》所谓"邪在肝，则两胁中痛"。本例处方系瓜蒌薤白半夏汤合加味乌药汤化裁而来，药味平淡却能使多年痼疾于短期内痊愈，且数年来无复发，取得较为满意的疗效，亦赖辨证施治之功，特文以志之。

十一、淋证

病案 1

陈某，女，36 岁。于 1977 年 10 月 18 日前来就诊。

患者自 1975 年 2 月起，发现小便混浊如米泔，初时尚感热涩疼痛，后涩痛逐渐减轻至消失，唯小便混浊反见加重，甚则淋下如膏，有时尚挟带血块，伴见头晕耳鸣、腰酸疲乏、厌食。曾经多家医院诊断为乳糜尿，多方治疗罔效。现症见面色苍黄，头晕，身疲，形体消瘦，腰膝酸楚，小便混浊，状如膏脂，有时排出条状血块。尿常规示白蛋白（+++）、白细胞少许、红细胞（+++）。舌红，苔黄、根微浊，脉细数无力。

中医诊断为膏淋（脾肾亏虚证）。西医诊断为乳糜尿。治宜益肾健脾，凉血固摄。

处方：莲子肉 30g，大蓟 30g，小蓟 30g，白茅根 30g，芡实 12g，生地黄 15g，山药 24g，金樱子 30g，生藕节 24g，丹参 12g，甘草 2g。3 剂，水煎服，日服 1 剂。

二诊：药毕，小便转清，血块、膏脂块已消失，腰酸、身疲、头晕、耳鸣等亦见减轻，舌红，苔黄，脉虚细数。药证相符，守前方，5 剂，水煎服，日服 1 剂。

三诊：小便已正常，诸症均告消失，至今已一月有余。今因路过特来复查，并请教巩固疗效的方法。根治较难,须防复发,孙老嘱慎起居,节饮食(少吃油腻及刺激性食物),不过劳,并常以金丝草煎水代茶饮,以巩固之。

四诊:患者近来过劳,见眩晕、四肢酸楚等,上次治愈,至今已历一年多,恐其复发故来复诊。尿常规示尿蛋白阴性、上皮细胞少许。脉弦滑,苔根浊。虽为湿阻下焦,但非膏淋复作,患者喜不自胜。

处方:鸡肫花12g,川芎5g,丹参15g,芡实18g,金樱子24g,萆薢18g,茯苓12g。7剂,水煎服,日服1剂。

◆按:膏淋多为现代医学的乳糜尿,是由班氏丝虫感染所致的一种顽固难愈的慢性疾病。中医学将膏淋归为"五淋"之一,本病初起多为湿阻下焦,诚如朱丹溪所言"五淋症湿热阻窍居多",但发展至中后期多表现为脾肾不足、湿热内袭。《黄帝内经》云:"中气不足,溲便为之变。"又云:"肾开窍于二阴。"脾虚则土不制水,湿浊下注膀胱,故见小便混浊,肾虚则水反为湿,泌清泄浊无权,故见膏脂下流。两者互为因果,互相影响,因此治疗的重点应是补脾固肾,兼凉血利湿。

本例患者头晕、耳鸣、腰酸、疲乏、厌食,均为脾肾不足之候,小便混浊,状如膏脂,时挟血块,亦是脾肾虚损、固摄无力、湿热下注之故。方中莲子肉、山药、芡实补脾固涩;生地黄、金樱子滋肾固涩;大蓟、小蓟、白茅根、藕节、丹参凉血止血、清热利湿,可谓脾肾同治,标本兼顾。药中肯綮,故虽只经短期治疗,而能收较佳疗效。

病案2

陈某,男,59岁。于1977年9月14日前来就诊。

患者昨夜突发尿频、尿急、尿痛,凌晨症状加重,小便淋漓不断,茎中刺痛,痛引少腹,可见全程肉眼血尿,察其外裤,血迹点点,为血尿所染。全身疲惫,四肢酸软,头晕心烦,腰酸如折,无恶寒发热。尿常规示尿蛋白(+++)、红细胞(++++)。舌光绛,苔黄腻,脉弦数有力。

中医诊断为血淋(湿热蕴结证)。西医诊断为急性泌尿系统感染。治宜清热利湿，清心泻火，凉血止血。

处方：玄参12g，生地黄21g，白茅根30g，琥珀9g，大蓟12g，小蓟12g，金钱草30g，海金沙12g，鸡内金6g，瞿麦9g，萹蓄9g，甘草3g。3剂，水煎服，日服1剂。

二诊：血尿已停，尿频、尿痛减轻，唯仍腰酸肢软、咽干舌红、苔黄转润、脉弦数。疑为结石，但膀胱区X线透视未见阳性结石影。前方去大蓟、小蓟，加山药15g、藕节18g。2剂，水煎服，日服1剂。

三诊：诸症均减。尿常规示尿蛋白、红细胞、白细胞均为阴性。唯仍时感腰酸，溺多。余邪未清，脾肾已虚。治宜清利湿热，兼益脾肾。

处方：山药18g，女贞子15g，茯苓9g，白茅根24g，忍冬藤15g，生地黄15g，牡丹皮6g，泽兰9g，甘草3g。5剂，水煎服，日服1剂。

◆按：血淋之为病，小便涩痛，有血，痛引小腹满急。《金匮要略》载："淋之为病，小便如粟状，小腹弦急，痛引脐中。"即"热在下焦则尿血"。《诸病源候论》曰："心主于血，与小肠合。若心家有热，结于小肠，故小便血也。"究其病因，不外虚、实两端。实者，湿热聚于膀胱，或心火移于膀胱，热伤血络，迫血妄行。虚者，肾阴不足，阴虚火动，不能摄血所致。论治疗原则，实者清热凉血，八正、导赤之属；虚者滋阴清热，可用知柏地黄丸等。

本例起病急剧，心烦舌绛，小便频数，热涩刺痛，显为湿热蕴结下焦，邪入心营，心经移热小肠。故以大蓟、小蓟、金钱草、海金沙清利膀胱湿热；玄参、生地黄、萹蓄、琥珀等清心凉血、导火下行。药证相合，效如桴鼓，数剂尿血即解。唯年老者脾肾多虚，加之邪伤脾肾，邪气一去，即见虚象，故尿血解除后仍有腰酸肢软、溲多等症状。法当清利湿热，兼益脾肾，用山药、茯苓、女贞子之属加车前子、泽兰、滑石等善其后。在本例治疗过程中，一徐姓军医随诊，取效之快，令其称奇不已，因患者年迈，全程血尿严重，虑及肿瘤，故于十日后，徐姓军医亲为老者行膀胱镜检查，排除结石与肿瘤。